DE LA

MÉNINGITE TUBERCULEUSE

CHEZ

LES JEUNES ENFANTS

AGÉS DE MOINS DE DEUX ANS

PAR

LE DOCTEUR F. BOSSELUT

ANCIEN EXTERNE DES HOPITAUX DE PARIS

MÉDAILLE DE BRONZE DE L'ASSISTANCE PUBLIQUE

AVEC TROIS PLANCHES HORS TEXTE

PARIS

LIBRAIRIE MÉDICALE LOUIS LECLERC

O. BERTHIER, SUCC^R

104, BOULEVARD SAINT-GERMAIN

1888

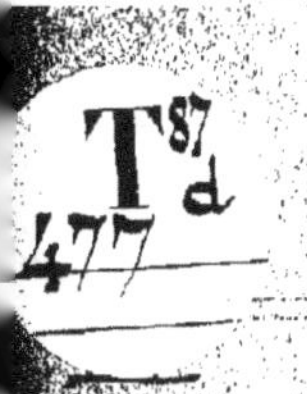

DE LA

MÉNINGITE TUBERCULEUSE

CHEZ

LES JEUNES ENFANTS

AGÉS DE MOINS DE DEUX ANS

DE LA

MÉNINGITE TUBERCULEUSE

CHEZ

LES JEUNES ENFANTS

AGÉS DE MOINS DE DEUX ANS

PAR

Le Docteur F. BOSSELUT

ANCIEN EXTERNE DES HOPITAUX DE PARIS

MÉDAILLE DE BRONZE DE L'ASSISTANCE PUBLIQUE

AVEC TROIS PLANCHES HORS TEXTE

PARIS

LIBRAIRIE MÉDICALE LOUIS LECLERC

O. BERTHIER, Succr

104, BOULEVARD SAINT-GERMAIN

1888

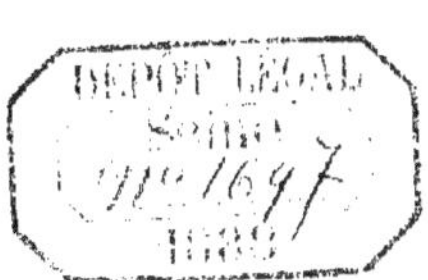

INTRODUCTION

Il est de notion classique que la méningite tuberculeuse est une affection atteignant sa plus grande fréquence vers l'âge de quatre ans. Toutefois, on en a observé jusqu'ici des cas assez nombreux à une époque plus avancée de la vie, mais il est à remarquer qu'on n'a noté que très exceptionnellement des cas de méningite tuberculeuse chez l'enfant nouveau-né ou âgé de moins de deux ans.

Monsieur le professeur Damaschino qui, depuis neuf années, a pu étudier de près dans son service de crèche les maladies des enfants à la mamelle, a été frappé de la fréquence relative de cette affection à cet âge : il a longuement insisté sur ce fait dans ses leçons de l'année 1887 et nous a donné le conseil d'en faire le sujet de notre thèse, en prenant comme base une statistique des méningites tuberculeuses qu'il avait pu observer dans son service et dont l'autopsie avait confirmé le diagnostic porté pendant la vie : c'est là pour nous un document sur lequel nous insisterons d'autant plus que nous avons observé nous-même quelques-uns des cas qui figurent dans cette statistique. Suivant l'exemple de notre maître, et d'après ses conseils, nous avons fait la statistique des diverses crèches des hôpitaux de Paris, et nous avons ainsi obtenu des résultats inédits dont nous croyons qu'il est possible de tirer des notions précises.

Nous devons dès maintenant répondre à une objection qu'on pourrait nous faire : Dans beaucoup de services, les bulletins de statistique sont faits d'une façon superficielle. Mais cette insuffisance est à notre avantage. Lorsqu'on inscrit un diagnostic sur la pancarte d'un malade, on a une tendance naturelle à y apposer la rubrique d'une affection connue et presque toujours les mêmes maladies figurent. Donc, lorsqu'on lit « méningite tuberculeuse » en regard du nom d'un enfant âgé de moins de deux ans, c'est bien que les symptômes cliniques ont attiré l'attention du médecin ou de l'interne d'une façon toute spéciale; et quoique le diagnostic soit inscrit avant l'examen nécroscopique, on doit bien, étant donnée la rareté de cette maladie, admettre que le tableau clinique avait été frappant.

Pour notre part, nous sommes convaincu que si les sources de la statistique étaient plus dignes de foi qu'on ne tend à l'admettre, elles donneraient raison davantage à la conclusion que nous inscrivons en tête de notre thèse;

nous y trouverions la preuve d'une fréquence plus grande encore de la méningite tuberculeuse dans le premier âge.

Nous pensons être d'autant plus dans la vérité en avançant notre conclusion, que le regretté Archambault a émis une opinion analogue : « La prédisposition n'est pas la même, disait-il, aux différentes époques de l'enfance, d'après les auteurs; mais il faut tenir compte de cette particularité que les observations les plus nombreuses ont été recueillies dans les établissements où les enfants n'entrent qu'à partir de l'âge de deux ans; ce qui a pu contribuer pour une part à établir cette donnée que la méningite ne se montrait pas dans les deux premières années et surtout dans les premiers mois de la vie; proposition inexacte prise dans un sens absolu et qui doit ne signifier qu'une chose, le peu de fréquence à cet âge. (1) » Il y a donc des éléments nouveaux à apporter pour la comparaison; il existe une lacune que nous croyons devoir essayer de combler; nous voudrions aller plus loin qu'Archambault et démontrer la grande fréquence de la maladie qui nous occupe chez les tout jeunes enfants.

Cependant nous ne prétendons pas d'une façon absolue que le maximum de fréquence de la Méningite tuberculeuse doive être déplacé et reporté avant l'âge de deux ans, mais nous pensons qu'à cette époque de la vie, nous le répétons, l'affection phymatoïde des méninges est

(1) Archambault. *Dict. des Sc. méd. art. Méningite* p. 618.

beaucoup moins rare qu'on ne le croit, et qu'il serait fort important qu'on la reconnût plus volontiers dès le début malgré son masque trompeur.

Nous mettrons en relief une considération : la pathologie infantile est d'une étude très difficile au lit du malade ; le diagnostic est malaisé et l'on conçoit qu'une affection aux apparences symptomatologiques aussi inconstantes que la méningite tuberculeuse surtout à son début et dans le tout jeune âge, donne lieu à des erreurs d'interprétation de la part du clinicien. En face de certains troubles comme les convulsions, les vomissements, la fièvre, etc., qui marquent le début de la maladie, on est naturellement porté à admettre de l'embarras gastrique, de l'helminthiase ou une autre affection fréquente au jeune âge, et c'est seulement lorsque les caractères cliniques seront parfaitement tranchés que l'on arrivera directement ou par exclusion au diagnostic véritable. Nous croyons donc que la difficulté de l'examen chez les enfants en général et surtout dans le premier âge, est un des principaux facteurs des erreurs d'interprétation. Mais que l'attention soit appelée sur la méningite tuberculeuse du jeune âge, qu'on admette *a priori* non seulement la possibilité, mais encore la fréquence de cette lésion anatomique avant deux ans, et l'on jugera des faits avec beaucoup plus de certitude.

Tout ce qui précède vient à l'appui de l'opinion générale que M. Landouzy a formulée, à savoir que « la tuberculose est chose fréquente dans les premiers mois de la vie (1). » Cette conclusion, M. Queyrat l'a développée dans sa thèse (2).

Nous pouvons ajouter même que parmi toutes les manifestations phymatoïdes de la première enfance, la méningite tuberculeuse est certainement une des plus fréquentes. Elle constitue, suivant la remarque de M. Damaschino, l'un des modes de terminaison des différentes localisations bacillaires observées à cet âge, bacillose ganglionnaire, osseuse, pulmonaire et même de la phthisie pulmonaire ulcéreuse à forme caséeuse, à grandes cavernes, que notre maître a plusieurs fois observée chez les enfants à la mamelle (3).

Nous sommes heureux de profiter de l'occasion qui s'offre à nous pour témoigner notre bien sincère reconnaissance à notre savant maître M. le professeur Damaschino, pour les enseignements cliniques qu'il n'a cessé de nous prodiguer avec autant de bonté que de dévouement. Il a été notre guide pendant les deux meilleures années de nos études et c'est à lui que nous devons la plus grande partie de nos connaissances médicales.

Nous sommes heureux également de remercier M. le Dr d'Heilly, qui nous a si bien accueilli pendant deux ans dans son service et nous a initié avec tant de patience à l'étude de la pathologie infantile.

(1) *Revue de Médecine*. 7e année, n° 5, 10 mai 1887.
(2) *Thèse de doctorat*. Paris, 1886.
(3) *Bulletin soc. méd. des hôpitaux* (1886).

Nous remercions tous nos maîtres dans les hôpitaux, et en particulier M. le Dr Terrier pour les services qu'il nous a rendus et M. le Dr Ollivier qui a bien voulu nous permettre de publier deux observations recueillies dans son service à l'hôpital des Enfants-malades.

Après avoir adressé à mes maîtres d'aujourd'hui un hommage bien dû, je suis heureux de reporter ma pensée vers mon premier maître et ami, M. Cerf, instituteur à Fonsomme, et de lui renouveler ma profonde gratitude pour le dévouement tout paternel avec lequel il a commencé mon éducation.

Que mon excellent ami, le Dr Paul Hammonic me permette de dire que je n'oublierai jamais les bons conseils de frère aîné qu'il m'a toujours donnés depuis le début de mes études.

Je manquerais à mon devoir, si je n'associais aux noms qui précèdent ceux de MM. Vieillemard et Barraud. L'idée que nous soutenons demandait, pour être défendue, des dessins reproduisant la nature d'une façon vraie. MM. Vieillemard et Barraud nous ont puissamment aidé, le premier en reproduisant d'une manière si fidèle et avec une sûreté technique remarquable, les planches que le second, aussi bon artiste qu'excellent médecin, a dessinées avec le talent et la conscience qu'on lui connaît. Elles reproduisent quelques-unes des micro-photographies projetées par M. Damaschino dans ses leçons de l'année dernière.

MÉNINGITE TUBERCULEUSE

CHEZ LES JEUNES ENFANTS

I

HISTORIQUE

Nous sommes forcé de donner peu de développement à ce chapitre, étant donné que jusqu'ici peu d'auteurs ont accordé une étude complète à l'histoire de la méningite tuberculeuse des enfants nouveau-nés.

Hippocrate avait bien entrevu l'existence de cette maladie. D'autres auteurs, sous le nom d'éclampsie, de maladie convulsive, de spasme, etc., avaient probablement décrit cette même modalité clinique, mais on ne trouve pas là-dedans une conception nette de sa nature intime et il faut arriver à Morgagni pour trouver une observation positive et irréfutable de méningite tuberculeuse (1). Cet anatomo-pathologiste décrivit d'une façon très nette les lésions macroscopiques du cerveau.

Sauvages et surtout Robert Whytt décrivirent l'affection sous le nom d'Hydrocéphalie aiguë ; nous pouvons citer

(1) Morgagni, 1re *Lettre*.

cette phrase de Sauvages : « C'est une maladie très fréquente et qui enlève une grande quantité d'enfants. Elle est même particulière à certaines familles, et plût à Dieu qu'on pût la prévenir, car lorsqu'elle est une fois formée, elle est presque sans ressource. Elle affecte les enfants de trois, quatre et cinq ans qui sont affectés du vice scrofuleux, etc. (1) » Néanmoins, la description de Sauvages est loin d'être complète, et cet auteur se trompe absolument quant à la nature intime de la maladie, puisqu'il la rapproche de l'éclampsie.

Robert Whytt, en 1768, a le grand mérite de bien saisir le caractère clinique du pouls et de diviser la maladie en trois périodes suivant les modifications de la pulsation artérielle ; cette division est même restée classique, puisqu'à l'heure actuelle, beaucoup d'auteurs l'admettent encore. Robert Whytt a indiqué que dans la première période le pouls est régulier ; il est lent et irrégulier dans la seconde ; il est fréquent et régulier dans la troisième. Au point de vue anatomique, R. Whytt attribua une part essentielle à l'épanchement intraventriculaire ; c'est en cela que consista son erreur : la lésion secondaire le frappa et il laissa dans l'ombre la lésion initiale méningitique.

Après Robert Whytt, plusieurs auteurs démasquèrent l'existence du processus inflammatoire. Quin, en particulier, fit jouer un rôle important à la congestion inflammatoire des méninges et du cerveau, dans la production de l'hydrocéphalie et de ses symptômes (1789). Mais personne n'était d'accord sur le siège qu'il convenait d'attribuer à l'inflammation : pour Gœlis c'était l'arachnoïde ; pour Coindet, la

(1) *Nosologie médicale*, 1763.

membrane ventriculaire; pour Rochet, les vaisseaux lymphatiques.

Toutefois, les auteurs qui avaient admis l'existence d'un processus inflammatoire, le considéraient comme primitif et ne soupçonnaient pas qu'il relevât d'un état général diathésique. C'était pour eux une inflammation franche, et malgré qu'il eût été déjà publié quelques observations qui signalaient l'existence de la diathèse tuberculeuse, chez des sujets morts d'hydrocéphalie aiguë, ils eurent le tort de ne pas constater la lésion tuberculeuse initiale et pathognomonique.

A ce titre, Guersant fit faire un pas considérable en constatant en 1827 la présence de granulations dans les méninges et en adoptant l'expression de *méningite granuleuse*. C'est à lui qu'on doit véritablement rapporter la découverte anatomique de la maladie.

Un de ses élèves, Demongeot de Confévron, révéla la nature tuberculeuse de ces granulations.

Papavoine, encore un élève de Guersant, guidé par les idées du maître, contribua à affirmer la nature tuberculeuse des granulations, et ce fut lui qui le premier dénomma méningite tuberculeuse ou *arachnitis tuberculeuse* l'hydrocéphalie aiguë de Robert Whytt.

A partir de cette époque, les travaux abondent sur la matière. Le champ était ouvert; on savait que la lésion initiale était une localisation de la diathèse tuberculeuse, entraînant après elle un processus inflammatoire et des lésions secondaires qui, bien que souvent prédominantes en apparence, n'en devaient pas moins être reléguées au second plan. Les travaux de Rüfz (1835), Fabre et Constant (1835), sont écrits dans ce sens, et ils affirment la nature tuberculeuse de la méningite, en s'appuyant sur la présence de granulations tuberculeuses au milieu du produit inflammatoire des méninges, et sur la coexistence presque constante de tubercules dans les autres organes : ganglions, membranes séreuses, parenchymes viscéraux, etc. Rüfz (1) rapporte même un cas intéressant de méningite aiguë chez un enfant de huit mois, et il conclut qu'on n'aurait pas su pendant la vie distinguer cette inflammation aiguë de l'inflammation tuberculeuse.

Presque tous ces auteurs avaient étudié la méningite tuberculeuse chez les enfants âgés de trois, quatre et cinq ans, lorsque Valleix (2) publia, en 1838, un mémoire sur la méningite tuberculeuse de l'adulte, et formula les mêmes conclusions que ses prédécesseurs.

Rilliet et Barthez, après une description magistrale, ont formulé cette conclusion que la méningite tuberculeuse et la méningite des tuberculeux ne sont qu'une même maladie, pourvu toutefois qu'elle se développe sous l'influence de la diathèse; faisant cette réserve qu'une phlegmasie des méninges peut se développer chez un sujet qui présente quelques tubercules isolés, de même qu'on peut observer une pneumonie franche à la base d'un poumon dont le sommet est tuberculeux (3). Mais on ne trouve pas trace dans leurs écrits de cette idée que la méningite tuberculeuse peut exister avant l'âge de deux ans.

Trousseau a admis la possibilité de la localisation méningitique de la diathèse tuberculeuse, mais il a inclus dans la rubrique de fièvre cérébrale différentes formes de mala-

(1) *Gazette médicale*, 1841, p. 49.
(2) Valleix. *Arch. gén. de Méd.*, Janvier 1838.
(3) Rilliet et Barthez. 3me édition.

dies aiguës de l'encéphale et y a fait rentrer certains cas de méningite tuberculeuse.

Legendre montra que cette dernière pouvait débuter spontanément et primitivement, ou survenir secondairement dans le cours d'une tuberculisation confirmée. Cette notion est aujourd'hui banale non-seulement pour la méningite tuberculeuse, mais aussi pour toutes les tuberculoses localisées.

Plus près de nous, MM. Bouchut et Empis ont bien fouillé la question.

Empis a décrit et dénommé la granulie, qui correspond à notre tuberculose miliaire aiguë. Cet auteur pensait que la granulie n'était pas de la tuberculose ; pour lui, c'était une affection spéciale dont la caractéristique anatomo-pathologique était la granulation. La granulation était un produit spécial et différent du tubercule, qui pouvait se développer indistinctement sur tous les organes soit simultanément, soit progressivement.

Les recherches remarquables de MM. Cornil, Thaon. Grancher, Ranvier, Malassez, pour ne citer que les noms les plus connus, ont établi la nature tuberculeuse de ces granulations, et aujourd'hui, elle est surabondamment démontrée par la découverte du bacille de Koch. Ce micro-organisme est en effet le criterium absolu, la pierre de touche de la tuberculose.

On pourra nous reprocher de n'avoir pas suffisamment insisté sur les nombreux travaux des auteurs modernes sur la tuberculose ; mais la part qui doit revenir à ces auteurs dans l'étude de la méningite tuberculeuse du nouveau-né est très petite, la plupart d'entre eux ayant gardé sur ce cas particulier un silence absolu. Aussi, ne voulant pas répéter l'histoire connue de la méningite tuberculeuse en général, nous nous sommes borné à en indiquer rapidement les phases principales, avant de présenter au cours de notre travail les résultats des recherches particulières de M. le professeur Damaschino.

II

PATHOGÉNIE ET ÉTIOLOGIE

L'étiologie de la méningite tuberculeuse chez l'enfant âgé de moins de deux ans se confond avec l'étiologie de la tuberculose en général, et celle de la tuberculose méningée en particulier. La condition essentielle provocatrice de cette affection est la pénétration dans l'économie d'un organisme spécial que tout le monde connaît aujourd'hui, le bacille de Koch.

On sait que Villemin, le premier, a lancé la médecine dans cette idée que la tuberculose reconnaît pour cause initiale un principe infectieux spécial. Plusieurs auteurs décrivirent certains microbes, mais c'est Koch qui le premier démontra qu'il s'agissait d'un bacille cultivable, inoculable, et susceptible de coloration par certaines substances qui, perfectionnées par Erlich, constituent aujourd'hui un véritable réactif par rapport à ce microbe ; du reste cette question de la découverte du bacille tuberculeux n'est pas spéciale à notre sujet et nous n'avons pas à nous y étendre autrement.

Quelle que soit la manifestation tuberculeuse dont un sujet est entaché, il est nécessaire que le bacille de Koch pénètre dans l'économie.

Autrefois on supposait que la tuberculisation était une affection toujours générale et on pensait qu'elle existait dans le sang et se localisait primitivement du côté du poumon : Louis dans une loi restée célèbre avait formulé et imposé cette opinion.

Buhl, et après lui un grand nombre d'auteurs, se sont élevés contre cette erreur et ont prouvé qu'à côté de la tuberculose généralisée il existait une foule de tuberculoses localisées à la peau, au tissu cellulaire, ou bien à un viscère quelconque. Actuellement c'est là une notion vulgaire et toute discussion paraît impossible à ce sujet.

On comprend donc que la tuberculose méningée puisse exister indépendamment de toute autre localisation phymatoïde ; c'est un fait qui peut être observé, mais très exceptionnellement, à tous les âges ; on trouve des granulations dans les méninges alors qu'il n'y a pas la moindre lésion dans le reste de l'organisme.

Il est nécessaire que l'agent microbien infectieux pénètre dans l'organisme du petit malade : comment donc va s'effectuer cette pénétration?

Deux conditions peuvent se réaliser :

Dans l'immense majorité des circonstances, c'est en venant au monde que le petit être est infecté ; il porte avec lui le germe de sa maladie et ce germe lui a été transmis par ses parents ; peut-être c'est au moment même de la fécondation qu'a eu lieu la transmission morbide. Cette question qu'il serait si intéressant de résoudre est encore enveloppée de l'obscurité la plus épaisse.

Dans d'autres circonstances, lorsque le père et la mère sont sains au moment de la conception, mais que la mère devient tuberculeuse pendant la grossesse, on a pu supposer et admettre que la tuberculose était transmise à l'enfant pendant la vie intra-utérine. Le microbe contenu dans le sang de la mère pourrait dans cette hypothèse en traversant le tissu placentaire, arriver dans le sang de l'enfant. Cette théorie a été diversement interprétée, tour à tour admise et réfutée. Nous n'avons pas à prendre part à la discussion. Il est vrai que certains microbes traversent les vaisseaux placentaires, tel est par exemple celui de la variole; d'autres au contraire ne jouissent pas de cette propriété, ainsi celui du charbon. Aucune observation démonstrative n'a été faite dans le même sens à propos du bacille de Koch : nous ne sachons pas qu'on ait prouvé d'une façon expérimentale l'impossibilité de la diapédèse de ce micro-organisme à travers le tissu placentaire.

Nous ne rapporterons pas les travaux si connus de MM. Landouzy et H. Martin (1); il ne manquait à leurs expériences pour être tout à fait concluantes, que la preuve bacillaire. Cette preuve, elle a été donnée par le professeur Johne, de Dresde : son observation (un cas non douteux de tuberculose congénitale) (2), où il rapporte les lésions tuberculeuses parfaitement nettes qu'il a trouvées sur un fœtus de huit mois pris dans l'utérus d'une vache phthisique, l'autorise à conclure à une tuberculose congénitale : « Ceci étant établi pour les Bovidés, et étant donnée l'identité de la tuberculose humaine et de la tuberculose animale, on n'a plus aucune raison de douter de la possibilité de la tuberculose congénitale chez l'homme. » Sa déduction nous paraît fort juste.

(1) Landouzy et H. Martin. *Rev. de Méd.*, Paris, 1883.
(2) *In Viene medizinische Blaetter*. N° 15 — 9 Avril 1885.

Quoi qu'il en soit, que l'on admette que le contage soit transmis au nouvel être au moment de la conception ou pendant son évolution intra-utérine, il n'en est pas moins vrai que dans cette circonstance il vient des parents; la tuberculose est alors contemporaine du début initial de l'embryon : c'est le cas le plus ordinaire et le plus facile à concevoir.

Dans les circonstances où l'enfant arrive au monde bien portant et non entaché de tuberculose, et lorsque l'état de santé des parents éloigne d'une façon absolue toute idée de contamination embryonnaire, on est bien forcé d'admettre, en voyant la méningite tuberculeuse éclater subitement à l'âge d'un an ou de deux ans, que le bacille de Koch qui en est la cause nécessaire a pénétré dans l'économie de l'enfant par un point quelconque de sa périphérie.

M. le professeur Verneuil a, dans ses cliniques, étudié les conditions de pénétration périphérique cutanée ou autre du microbe tuberculeux et un de ses élèves, M. Verchère, a développé ce sujet dans une excellente thèse (1). Il serait superflu de reproduire les principales conclusions de ces auteurs; nous n'avons à retenir que ce fait : c'est que le bacille peut pénétrer par toutes les solutions de continuité de la peau et des muqueuses, puis être charrié dans le torrent circulatoire ou lymphatique. Il peut rester localisé dans le point où il a pénétré. Dans le premier cas, il donne lieu à une dissémination de la tuberculose et dans le second, il forme un noyau tuberculeux circonscrit.

Donc, quelle que soit la porte d'entrée du bacille chez

(1) *Des portes d'entrée de la Tuberculose.* Th de Paris, 1884.

l'enfant âgé de moins de deux ans, si cet élément pénètre dans la voie circulatoire, il devient facile de comprendre qu'il puisse se transporter du côté des méninges aussi bien que du côté d'une autre membrane interne ou d'un viscère quelconque.

Le bacille peut pénétrer aussi dans le sang par la voie pulmonaire. Habituellement dans ce cas, il se localise à l'organe de la respiration et amène de la tuberculose pulmonaire. Mais il peut aussi traverser la membrane respiratoire sans la contaminer et se répandre dans le sang.

Quoi qu'il en soit de cette pénétration dans le milieu intérieur « le sang et la lymphe, » nous devons nous demander pourquoi cet élément infectieux va de préférence se localiser dans les méninges de l'enfant plutôt que dans un autre organe, et constituer la forme clinique que nous étudions.

A ce titre plusieurs causes nous semblent devoir être invoquées. Nous avons d'abord des raisons anatomiques : le micro-organisme choisit de préférence les tissus lamineux, les toiles celluleuses fragiles, délicates, garnies de vaisseaux. On sait que le péritoine, la plèvre, la toile celluleuse du poumon, etc., sont des organes de prédilection. Si nous réfléchissons à la structure des méninges et de la pie-mère en particulier, nous voyons que nous sommes en présence de tissu celluleux très fragile et le plus abondamment pourvu de vaisseaux. Il est inutile d'insister sur sa richesse vasculaire.

Une autre raison nous paraît devoir être mise en avant. Depuis les recherches du professeur Robin, on sait qu'autour des vaisseaux de la pie-mère il existe des gaines lymphatiques très délicates ; la lymphe circule donc entre ces dernières et les parois vasculaires. C'est là une disposition unique dans toute l'économie.

Le bacille renfermé dans les vaisseaux peut, étant donnée cette disposition spéciale, s'extravaser hors de ces derniers bien plus commodément dans la pie-mère que dans une autre région. En effet il circule dans le sang; mais en dehors du courant sanguin, il existe un courant lymphatique; le bacille, il nous semble, aura bien moins de difficulté de quitter le premier pour entrer dans le second, qu'il n'en éprouverait au niveau d'un viscère, par exemple, pour sortir du courant sanguin et venir se localiser dans le tissu épais et compact qui entoure le vaisseau.

Il est vrai qu'à cette théorie que nous proposons on pourra objecter que les conditions anatomiques sont exactement les mêmes chez l'adulte que chez le jeune enfant, et cependant chez le premier la méningite tuberculeuse devient de plus en plus rare. Mais à cela nous pouvons répondre que chez l'adulte les parois vasculaires deviennent beaucoup plus épaisses et présentent au passage du micro-organisme une résistance trop grande pour le laisser passer. Lorsque par hasard il quitte les vaisseaux pour tomber dans la gaine lymphatique et constituer un foyer tuberculeux primitif, il faut admettre une rupture accidentelle ou une friabilité spéciale de la paroi artérielle.

Nous croyons pouvoir invoquer un autre motif pour expliquer la localisation du bacille de Koch au niveau de l'encéphale chez le tout jeune enfant : c'est l'activité de développement dont le cerveau et ses enveloppes sont le siège dans les premiers mois de la vie. Plus rapide est l'évolution embryogénique d'un organe et plus aussi sont fréquentes ses maladies. Un excès de mouvement vital entraîne toujours une tendance excessive à la maladie ; or, si l'on compare le développement du cerveau à celui des autres organes, on voit qu'il est beaucoup plus actif, surtout après la naissance.

Les physiologistes comme les philosophes sont tous d'un avis unanime : c'est que la période de la vie où le travail intellectuel est le plus considérable est celle qui s'étend depuis la naissance jusqu'à la deuxième ou la troisième année. L'enfant qui vient de naître ne possède aucune notion positive, il n'a même pas celle de la perspective, des plans et des distances. Il est obligé, dans un temps relativement court, de faire l'éducation de tous ses sens, ce qui suppose en dehors des notions qu'impose la civilisation à son jeune cerveau un travail intellectuel vraiment considérable. Tout le monde admet qu'un excès de travail est encore une cause prédisposante à la maladie. Le travail excessif nécessite en effet une exagération dans l'irrigation sanguine, un afflux de sang, une congestion, cause favorable aux déterminations locales morbides.

Ce qui prouve bien ce travail excessif dont le cerveau de l'enfant est le siège, c'est le besoin de sommeil qu'il éprouve ; et toute cause capable de s'opposer à ce sommeil réparateur ne peut que favoriser l'explosion de la méningite tuberculeuse, si le bacille existe dans le sang. C'est ainsi qu'on peut s'expliquer l'action de certaines affections douloureuses. Il convient d'ajouter que ces dernières, si elles agissent sur la nutrition de l'enfant, troublent son appétit, entravent sa digestion ou s'opposent à son assimilation et le jettent dans un état de déchéance organique qui constitue pour le micro-organisme une condition favorable à sa culture et à son développement.

Les affections de la première enfance, les embarras gastro-intestinaux dus à la mauvaise alimentation, l'éruption dentaire elle-même et surtout les congestions encéphaliques sont des causes prédisposantes de la méningite tuberculeuse. Les traumatismes sur la tête agissent de même.

Depuis plusieurs années, on sait que la tuberculose peut se transmettre par l'alimentation lactée. Une nourrice tuberculeuse pourra donc donner le bacille spécifique à son nourrisson ; le lait d'une vache pommelière aurait le même inconvénient. Le bacille ayant pénétré dans le sang se localisera de préférence aux méninges pour les raisons que nous avons énumérées. On comprend donc l'importance qu'il faut attacher à l'alimentation du premier âge.

L'inoculation par inhalation n'est pas contestable ; on a incriminé le séjour prolongé auprès des phthisiques à cause de la transmissibilité du bacille par l'air atmosphérique.

De tout ce qui précède, nous pouvons conclure que chez les enfants du premier âge la tuberculose méningée exige d'abord, pour se produire, la pénétration dans l'économie du bacille de Koch, et, de plus, qu'il est nécessaire qu'une circonstance anatomique, physiologique, embryologique ou pathologique amène ce principe infectieux à se localiser dans les méninges plutôt que dans un autre point de l'économie.

On sait que la tuberculose dans le jeune âge s'observe le plus souvent vers la quatrième année, surtout chez les enfants dont l'intelligence est surmenée ; au-dessous de cet âge la méningite tuberculeuse est très rare au dire de Bouchut, Rilliet et Barthez et Stephens.

Les statistiques que nous publions ci-après semblent

démontrer que cette rareté est moins considérable qu'on ne le croit généralement.

Le sexe a-t-il une influence réelle dans l'étiologie de la méningite tuberculeuse des tout jeunes enfants? A priori il est permis de supposer que non. On s'explique que chez les adultes, l'homme, qui est obligé d'avoir une activité cérébrale plus considérable, qui se surmène davantage et qui s'expose plus souvent aux causes de contagion soit plus fréquemment atteint de cette forme de tuberculose que la femme, mais chez l'enfant en bas âge une telle explication serait irrationnelle. Archambault, sur les 414 cas qu'il rapporte, a compté 212 filles et 202 garçons; d'après Becquerel, les filles seraient plus souvent atteintes que les garçons. Nous avons compté à Tenon 15 cas : 9 garçons et 6 filles; et à Saint-Antoine 28 cas : 19 garçons et 9 filles. D'ailleurs, nous sommes persuadé que chez ces jeunes enfants le hasard a joué le plus grand rôle.

Dans toutes les manifestations tuberculeuses, l'hérédité joue un rôle des plus importants; aussi ceux qui succombent à la méningite tuberculeuse ont-ils le plus souvent des ascendants ou des collatéraux morts ou atteints de tuberculose; il n'est pas rare même de voir une famille où la plupart des enfants, sinon tous, ont succombé à cette affection.

Quant à la façon dont se produit l'influence héréditaire, plusieurs interprétations sont possibles : la plus rationnelle nous paraît être de dire que, la tuberculose étant une maladie infectieuse, le bacille de Koch est transmis à l'embryon au moment même de la fécondation, ou par le sperme, ou par l'œuf. L'enfant viendrait au monde portant avec lui l'agent spécifique; peut-être même l'aurait-il reçu de sa mère, non pas au moment de la fécondation, mais par le fait de la circulation placentaire ; peu importe, il est mis au monde en puissance de tuberculose ; cette tuberculose reste latente pendant plus ou moins longtemps, pour faire son apparition quelques années, quelques mois, quelques semaines plus tard.

D'autres médecins ont prétendu que les enfants, respirant le même air que leurs parents, pouvaient devenir tuberculeux en absorbant le germe exhalé par eux. Cette pathogénie ne peut pas être rapportée à l'hérédité ; l'enfant s'infecte dans ces conditions à l'instar de l'adulte. Nous devons remarquer qu'un grand nombre d'enfants mis en nourrice et vivant à la campagne, dans un milieu très sain, deviennent tuberculeux. Ici l'influence héréditaire seule est admissible, mais c'est là un fait reconnu classique aujourd'hui.

On sait du reste que Baümgarten, en 1883, a prétendu avec certaines preuves à l'appui, que les spermatozoïdes transportent le bacille à l'exemple de cellules migratrices ; ils pourraient donc les faire pénétrer dans l'ovule. On comprend qu'un individu atteint de tuberculose testiculaire se trouve dans les circonstances où la réalisation de cette théorie est des plus aisées.

Nous avons déjà fait allusion à l'hypothèse en vertu de laquelle le micro-organisme passerait de la mère au fœtus par le placenta. Il nous paraît inutile de discuter si, oui ou non, le sang maternel communique directement avec le sang fœtal ; la science est fixée là-dessus, et l'on sait qu'il n'existe aucune communication ; mais on est sûr d'autre part que certains microbes peuvent traverser les parois capillaires maternelles et fœtales, ainsi que l'épithélium intermédiaire de Robin. Il serait intéressant, toutefois, de vérifier le fait expérimentalement pour le microbe de la tuberculose.

Le lait est un agent de transport de ce dernier; il peut donc déterminer la méningite tuberculeuse, et, à ce titre, c'est surtout pendant la période de lactation que cette étiogénie doit être invoquée. M. Dubar, de Lille, a, dans une thèse remarquable (1), démontré que le tissu glandulaire mammaire, aussi bien que celui des autres glandes de l'économie, peut être le réceptacle du bacille tuberculeux, qui y subit son évolution complète. Qu'un nouveau né exempt de cette affection soit confié à une nourrice tuberculeuse, on comprend qu'il soit imprégné de l'agent morbifique par le lait, qui constitue son alimentation exclusive.

Le milieu ambiant peut avoir les mêmes inconvénients; en effet, si l'on fait vivre le nourrisson dans un air imprégné de bacilles, si on l'enveloppe de langes contenant ces éléments, on le met à coup sûr dans des conditions très favorables à l'infection.

Qu'il s'agisse d'un adulte ou d'un vieillard, d'un jeune enfant ou d'un fœtus, le bacille demandera pour se développer un terrain préparé, un milieu de culture qui lui soit favorable. Il existe une sorte de lutte intime entre le microbe et l'individu, lutte d'où résulte la guérison ou la mort. Tout être soumis à des conditions hygiéniques mauvaises portant surtout sur l'alimentation ou la respiration, tout individu atteint, suivant l'expression très juste du professeur Peter, « d'inanitiation alimentaire ou respiratoire », offre un milieu de culture favorable. On pourrait

(1) *Sur la tuberculose de la mamelle.* Th. de Paris, 1883.

développer cette proposition, démontrer par des exemples nombreux combien sont fréquentes et multiples ces mauvaises conditions hygiéniques; nous renvoyons aux traités d'hygiène qui les passent en revue.

Dans le même ordre d'idées, les maladies débilitantes, quelles qu'elles soient, agissent à la façon de l'hygiène mauvaise ou insuffisante. Elles affaiblissent en effet la résistance vitale et mettent le sujet dans les conditions requises pour la réception et le développement du microbe tuberculeux.

Toutes les maladies du premier âge agissent de cette façon, mais entre toutes l'athrepsie, si bien étudiée par Parrot, se distingue en ce que, portant directement sur l'assimilation et la nutrition qu'elle supprime ou entrave, elle diminue la vitalité de l'enfant. Les petits athrepsiques sont donc sujets à la méningite tuberculeuse, d'autant plus qu'ils sont souvent nourris avec un lait émanant d'animaux tuberculeux.

A côté de l'athrepsie, nous pouvons signaler la scrofule, mais il y aurait un long chapitre à faire à ce propos, car depuis quelques années cette maladie est en train de subir une évolution nosologique qui n'est pas encore complète. La scrofule tend à disparaître, et son héritage est recueilli par deux maladies, la tuberculose et la syphilis héréditaire. En effet, le plus grand nombre des manifestations dites scrofuleuses, les adénopathies, les manifestations cutanées, oculaires, conjonctivales, muqueuses, osseuses, etc., sont ou bien des tuberculoses localisées, ou bien des accidents de syphilis héréditaire.

Nous pensons qu'aujourd'hui l'éclectisme en médecine doit être aussi étendu que possible, aussi nous garderonsnous de nier la scrofule en tant qu'entité morbibe. L'avenir nous démontrera s'il faut, oui ou non, la rejeter d'une façon absolue; cependant nous croyons pouvoir, après nos maîtres, affirmer que le nombre des scrofuleux va et ira en diminuant au profit des tuberculeux et des hérédo-syphilitiques.

Quoi qu'il en soit, nous dirons que les scrofuleux offrent un terrain bien préparé à la tuberculose, comme les hérédo-syphilitiques et les enfants atteints de tuberculose chirurgicale localisée. Ces derniers offrent un milieu d'évolution d'autant plus favorable au bacille de Koch qu'ils sont déjà infectés localement par cet agent microbien.

Nous croyons qu'il est inutile d'insister sur l'influence pernicieuse (au point de vue des déterminations tuberculeuses infantiles) de la fièvre typhoïde, des fièvres éruptives, de l'embarras gastrique, des entozoaires, etc. La dentition en particulier, travail accompagné de congestion douloureuse, est propre à réveiller la diathèse tuberculeuse ; ces faits sont d'ailleurs parfaitement connus.

Nous ne devons pas oublier, ainsi que nous l'avons signalé en étudiant la pathogénie, que tous les traumatismes accidentels ou opératoires peuvent être chez les enfants jeunes ou nouveau-nés le point de départ de l'explosion tuberculeuse lorsque la diathèse est encore latente. Le curage, l'évidement des abcès froids, les manœuvres de force pour le redressement des tumeurs blanches, etc., peuvent être suivis, à plus ou moins longue échéance, de méningite tuberculeuse comme de granulie. Nous avons déjà mentionné la théorie de l'auto-inoculation, développée surtout par M. Petitot, sous l'inspiration de M. Bouilly (1).

(1) *Th. de Paris.* 1884.

On peut résumer en quelques mots cette doctrine : Un malade possède des bacilles errant dans le sang ; à la suite d'un traumatisme, un épanchement de sang se fait au niveau de la contusion, les micro-organismes en circulation s'extravasent, d'errants qu'ils étaient ils deviennent sédentaires ; en se développant, ils réagissent sur les tissus périphériques et constituent un foyer de tuberculose primitive.

Mais on peut observer des cas où le microbe ne se localise pas à l'endroit même du traumatisme : un sujet est porteur d'un abcès tuberculeux ; on l'ouvre avec le bistouri, on gratte ; par cette intervention opératoire, on sectionne un certain nombre de vaisseaux sanguins ou lymphatiques, et le bacille qui, jusque-là, était enserré dans des limites parfaitement circonscrites, pénètre et se diffuse par les voies vasculaires pour infecter la totalité de l'individu. Ici donc, la tuberculose généralisée succède à une manifestation locale. Il y a plus de vingt ans que Buhl soutenait cette théorie.

Certains chirurgiens ont proposé, pour remédier à cette auto-inoculation, d'arroser le champ opératoire d'un liquide rendant le milieu aseptique, cherchant ainsi à détruire sur place l'agent infectieux. Mieux vaut encore employer le fer rouge, qui tue le bacille et ferme les vaisseaux à mesure qu'il progresse à travers les tissus.

L'inoculation bacillaire directe est possible, on ne saurait le nier, même dans l'enfance ; mais nous n'avons pas d'observation précise à ce sujet.

Cette infection tuberculeuse directe ne pourrait guère se produire que par le vaccin, puisqu'il s'agit ici de tout jeunes enfants ; mais le vaccin est-il un agent de transmission du bacille ?

Nous sommes obligé, comme tout le monde, de conclure que non, puisque cette expérience répétée un si grand nombre de fois est toujours restée négative : on n'a pas jusqu'ici enregistré une seule observation où la piqure vaccinale ait produit une lésion tuberculeuse locale.

En terminant, nous devons relater certains cas intéressants, quoique rares ; la méningite tuberculeuse peut, dans certaines circonstances, être le fait de la propagation aux méninges d'un foyer tuberculeux juxtaposé. Une carie osseuse du crâne, par exemple, peut en constituer l'origine étiologique. On sait que, dans le jeune âge, la carie du rocher est relativement fréquente, principalement en tant qu'accident secondaire à certaines affections. Le processus inflammatoire peut alors se propager de l'os aux enveloppes du cerveau.

Il y a lieu de se demander si bien des méningites observées dans le premier âge et classées sous la rubrique de méningites franches ne sont pas plutôt des méningites tuberculeuses. Nous verrons en effet, dans un chapitre ultérieur, que l'évolution de cette dernière chez le nouveau-né affecte dans certains cas des allures aiguës qui peuvent très bien prêter à la confusion.

D'ailleurs la méningite franche paraît, d'une façon générale, être plus rare que la méningite tuberculeuse. « Les auteurs sont d'accord sur la rareté relative de la méningite franche dans l'enfance, rareté qui devient sensible surtout quand on l'oppose à la fréquence de la méningite tuberculeuse ; mais ils diffèrent d'opinion sur l'âge auquel cette maladie sévit le plus ordinairement. Guersant, par exemple, admet comme nous que, chez les enfants du premier âge, elle est plus fréquente que la méningite tuberculeuse ; cet auteur, ainsi que Billard, l'a observée chez les nouveau-nés (1). » Cette manière de voir est absolument rejetée par M. Damaschino. Se basant sur les nombreux faits observés par lui dans son service de crèche, il regarde comme tout à fait exceptionnelle la méningite non tuberculeuse du premier âge : il ne l'a jamais rencontrée, sauf dans le cas d'une propagation aux méninges d'une otite suppurée.

Et d'ailleurs, si véritablement la méningite aiguë franche peut survenir dans le bas âge, on doit la regarder comme pouvant être le point de départ de la méningite tuberculeuse : il y a longtemps que Cruveilhier et d'autres auteurs ont prouvé qu'un foyer inflammatoire simple peut se transformer en un foyer tuberculeux ; il faut évidemment pour cela qu'il existe une prédisposition générale, en d'autres termes, que le bacille existe dans l'économie.

En terminant ce chapitre d'étiologie, nous ne pouvons mieux faire que d'exposer dans un tableau résumé la statistique des cas de méningite tuberculeuse que nous avons recueillis personnellement dans les diverses crèches des hôpitaux de Paris.

On trouve dans Archambault et dans Rilliet et Barthez des tableaux qui montrent bien la rareté des observations avant la seconde année. Archambault, en parlant de la tuberculisation des méninges, s'exprime ainsi : « Il faut observer qu'elle existe rarement chez l'adulte et le vieillard, et que chez les enfants elle devient fréquente à partir de la troisième année » (2). Et Rilliet et Barthez : « La ménin-

(1) Rilliet et Barthez, 3e édit., t. II, p. 119.
(2) Archambault. *Dict. encycl. des Sc. méd.*, art. *Méninges*, p. 558.

gite tuberculeuse régulière est fort rare dans le cours de la première année, elle est déjà notablement plus fréquente dans la seconde année ; mais c'est surtout de deux à sept ans qu'elle sévit avec le plus d'intensité ; puis elle diminue rapidement de huit à dix ans, et surtout de onze à quinze ans » (1).

Dans les colonnes du tableau suivant, nous n'avons inscrit que des enfants morts de méningite tuberculeuse, sans tenir aucun compte des cas où nous avons trouvé le diagnostic « *méningite* » ou « *convulsions* », quoique dans la plupart de ces cas les nombreuses observations que nous avons faites auraient pu, en quelque sorte, nous autoriser à suppléer à l'insuffisance de ce diagnostic, surtout quand la mère entrée avec l'enfant était tuberculeuse.

Les chiffres que nous donnons dans ce tableau sont donc certainement au dessous de la vérité, car outre le diagnostic incomplet et souvent répété de *méningite* (2) que nous

(1) Rilliet et Barthez. 2e éd., t. III, p. 511.

(2) En faisant notre statistique, nous avons en effet constaté très souvent le diagnostic méningite, sans mention spéciale : à Necker, 19 fois ; à Saint-Antoine, 18 fois ; à Tenon, 6 fois ; à l'Hôtel-Dieu, 6 fois ; à la Charité, 8 fois.

D'autre part, pendant cette même période (1er janvier 1879 au 1er janvier 1887), nous avons consigné chez les adultes un nombre de méningites tuberculeuses relativement fort restreint : à Necker, 42 ; à Saint-Antoine, 56 ; à Tenon, 32 ; à l'Hôtel-Dieu, 71 ; à la Charité, 21 ; et si l'on considère que, pour une centaine d'enfants qui entrent à la crèche, il entre environ trois mille adultes à l'hôpital, on voit, sans établir une proportion absolument mathémathique, combien la méningite tuberculeuse est plus fréquente chez les jeunes enfants que chez les adultes ; ces derniers paraissent atteints de moins en moins à mesure qu'ils approchent de la vieillesse ; de sorte que la fréquence de cette maladie semble aller en diminuant proportionnellement depuis la tendre enfance jusqu'à la vieillesse : dans le tableau dressé par Archambault, le nombre des cas est de plus en plus faible depuis l'âge de deux ans jusqu'à l'âge de quinze ans.

avons laissé de côté, il faut bien admettre qu'à travers le diagnostic général de tuberculose, ou tuberculose généralisée ou tuberculose milliaire, on peut soupçonner la plupart du temps une méningite tuberculeuse primitive ou secondaire, qu'on n'a pas observée, ou qu'on a observée sans la consigner, en raison du peu d'importance que, bien à tort, selon notre avis, on a jusqu'ici attaché à cette forme de tuberculose chez les enfants en bas âge.

CRÈCHES — MÉNINGITES TUBERCULEUSES

Du 1er janvier 1870 au 1er janvier 1887

AGES	LAENNEC	NECKER	St-ANTOINE	TENON	HOTEL-DIEU	CHARITÉ	TOTAUX
15 jours	»	»	»	1	»	»	1
21 jours	»	»	1	»	1	»	2
1 mois	»	»	1	1	»	»	2
1 mois 1/2	»	1	»	»	»	»	1
2 mois	1	»	2	1	»	»	4
2 mois 1/2	»	»	»	1	»	»	1
3 mois	1	1	1	1	»	»	4
4 mois	»	1	1	1	1	»	4
5 mois	1	2	2	2	»	1	8
5 mois 1/2	»	1	»	»	»	1	2
6 mois	1	1	1	1	»	»	4
7 mois	5	2	»	»	1	1	9
8 mois	»	2	»	»	»	1	3
9 mois	»	1	2	»	1	»	4
10 mois	»	1	2	»	3	1	7
11 mois	2	»	»	1	1	»	4
12 mois	3	1	1	»	»	1	6
13 mois	2	4	2	»	1	»	9
14 mois	»	»	4	»	»	»	4
15 mois	»	1	»	»	1	1	3
16 mois	»	3	1	»	1	»	5
17 mois	»	3	2	1	»	»	6
18 mois	2	2	2	1	»	»	7
19 mois	1	»	1	»	»	»	2
20 mois	»	1	2	2	»	»	5
21 mois	»	1	»	»	»	»	1
22 mois	»	»	»	»	»	»	»
23 mois	1	1	»	»	»	1	3
24 mois	»	»	»	1	»	»	1
TOTAUX	20	30	28	15	11	8	112

III

ANATOMIE PATHOLOGIQUE

Nous ne voulons pas ici faire l'anatomie pathologique de la méningite tuberculeuse en général; c'est un sujet qui a été trop bien étudié par les anatomo-pathologistes les plus autorisés, MM. Cornil, Damaschino, Hayem, etc.

Notre but est plus modeste; nous n'avons l'intention que d'exposer les lésions que nous avons observées personnellement ou avec notre maître, M. le professeur Dasmaschino. Le nombre d'observations que nous avons à notre disposition n'est pas suffisant pour que nous puissions tirer des conclusions absolues et universelles, cependant nous pensons que les résultats de nos autopsies indiquent bien les caractères généraux de l'anatomie pathologique dans le cas particulier qui nous occupe.

Le cadavre des petits enfants, ayant succombé à cette affection, ne présente rien de bien constant. Dans nombre de cas, on peut noter une émaciation considérable qui est due sans doute à la grande durée de la maladie. Quelquefois aussi, mais rarement, la tête présente un aspect hydrocéphalique des plus accusés ; les fontanelles sont très développées et, à l'ouverture du crâne, il s'écoule une notable quantité de liquide séro-fibrineux. Toutefois, la saillie, qui, sur le vivant, existe parfois au niveau de la fontanelle antérieure, ne persiste pas toujours après la mort : dans un fait observé par M. Damaschino (Cours de 1887), cette saillie, très accusée pendant les derniers jours de la maladie, avait totalement disparu au moment de l'autopsie. Dans ce cas, l'épanchement intraventriculaire, décrit par tous les auteurs, et qui, du reste, existe d'une façon à peu près constante, mais en proportion relativement minime, a subi une accumulation anormale sous une influence encore mal connue. On a invoqué, pour en expliquer le mécanisme, la compression des veines de Galien déterminée par les tubercules accumulés et amenant à sa suite une congestion passive et une transsudation de la partie liquide du sang. M. Damaschino, qui a spécialement étudié cette question, n'a pas trouvé cette lésion veineuse d'une façon constante; la pathogénie de l'hydrocéphalie dans la méningite tuberculeuse lui paraît donc obscure : il pense que l'on doit tenir compte de l'altération des parois ventriculaires.

A l'ouverture de la cavité crânienne, on est frappé par une rougeur constante, par une vascularisation élégante des méninges. Quand on ouvre le sinus longitudinal supérieur, il s'en écoule un sang visqueux, épais et noir; la dure-mère, l'arachnoïde se détachent assez facilement, mais la pie-mère présente une adhérence à l'écorce cérébrale quelquefois tellement marquée, que, lorsqu'on l'arrache, cette dernière la suit, se déchirant en lambeaux. Cette adhérence est caractéristique de foyers de méningo-encéphalite simple ou tuberculeuse.

La pie-mère présente aussi par places des épaississements blanchâtres, lactescents, nacrés, alternant avec des taches rosées, rouges ou vineuses.

La pie-mère enlevée, on constate que la surface du cerveau est plus lisse que normalement; les circonvolutions présentent des contours moins nets, elles se fusionnent plus ou moins entre elles; et leur coloration est moins grise, elle tire davantage sur le rosé ou le rouge.

Si on enlève le cerveau, et que l'on examine la base de l'organe, on voit que les lésions sont la plupart du temps prédominantes au niveau de la scissure de Sylvius, du Vermis superior, des pédoncules cérébraux et, en général, au niveau de la base. On sait depuis longtemps que la méningite tuberculeuse affecte une prédilection marquée pour cette partie de l'encéphale, tandis que la méningite simple se localise surtout au niveau de la convexité; à tel point que des écrivains de grande autorité ont appelé *méningite de la base* la méningite tuberculeuse, et *méningite de la convexité* la méningite aiguë franche. Il serait excessif d'affirmer cette conclusion d'une façon absolue, car bien souvent la règle a des exceptions. Sans la regarder comme constante, nous devons l'admettre, et, à ce titre, l'enfant âgé de moins de deux ans rentre dans la règle générale; chez lui aussi les lésions de la méningite tuberculeuse prédominent à la base.

Quand on enlève le cerveau, ou même à la simple ouverture du crâne, on constate facilement, et d'une façon à peu près constante, l'existence d'un exsudat situé surtout entre les méninges et la substance cérébrale. Cet exsudat est exceptionnellement à peu près liquide, citrin ou incolore, presque toujours il est visqueux ou gélatiniforme et ne s'écoule pas suivant les lois de la pesanteur ; habituellement, l'exsudat est grisâtre, ou mieux gris-jaunâtre, opalescent, en un mot, puriforme, ou même franchement purulent. Dans l'épaisseur de cet exsudat, on voit quelquefois des lambeaux ou des flocons opaques, grisâtres ou blanchâtres, assez consistants et adhérant aux méninges d'une façon assez solide.

Si on fait une coupe du cerveau, on observe peu d'altérations. Indépendamment des lésions de ramollissement cortical que nous avons signalées, et qui ont été bien décrites par M. Hayem sous le nom de *périencéphalite hyperplastique* (1), on peut observer un semis de points rouges provenant d'une hyperhémie vasculaire de la substance cérébrale; ce n'est ici qu'une lésion concomitante de voisinage due à l'irritation méningitique; du reste, ce semis de points rouges peut faire défaut.

Existe-t-il, dans le cas qui nous occupe, des foyers de ramollissement blanc comparables à ceux qu'on a décrits dans la méningite de l'enfant de quatre ou cinq ans ou de l'adulte? Le fait s'observe constamment lorsque l'épanchement ventriculaire est très abondant. M. Damaschino a montré dans son cours des coupes verticales d'un cerveau d'enfant de dix-huit mois où il existait un véritable effondrement du corps calleux et du trigone cérébral : les projections photographiques permettaient, en outre, de constater une énorme dilatation des ventricules latéraux et moyens.

Si l'on recueille une certaine proportion de l'exsudat méningitique, dans les cas où ce dernier est liquide, et si on l'abandonne, ainsi que nous l'avons fait, à l'air libre, on ne tarde pas à voir un précipité floconneux se produire; ce précipité n'est autre chose que de la fibrine.

(1) Hayem. *Thèse de doctorat*, 1868.

C'est donc là un liquide de nature séro-fibrineuse et franchement inflammatoire.

Dans quelques cas, recueillant ce même liquide, qui présentait alors une coloration grisâtre, et, le traitant par l'ammoniaque, nous avons obtenu un coagulum gélatiniforme qui nous démontrait positivement l'existence d'une certaine quantité de pus.

Quelles sont les principales lésions macroscopiques observées rapidement et facilement dès que la calotte crânienne et les méninges sont enlevées?

Si l'on examine attentivement, ou mieux, si l'on s'aide de la loupe, il est facile de constater la présence de granulations tuberculeuses. A ce propos, nous devons signaler de suite une cause d'erreur, c'est l'existence de bulles d'air situées entre la pie-mère et le cerveau; bulles qui se développent accidentellement par la pénétration de l'air au niveau d'une déchirure, ou qui se produisent plus fréquemment par le fait d'une décomposition cadavérique. C'est surtout dans ce dernier cas que les bulles d'air sont très exiguës, cylindriques, séparées entre elles par un certain espace, et affectent jusqu'à un certain point la forme grossière de granulations tuberculeuses ; mais il est on ne peut plus facile d'établir le diagnostic anatomo-pathologique en les comprimant légèrement à l'aide du manche du scalpel; on les déplace ainsi, on les fait circuler et se réunir entre elles et l'on ne saurait plus alors les confondre avec des granulations.

Chez les enfants âgés de moins de deux ans, les granulations tuberculeuses apparaissent sous forme de petits points blanchâtres ou grisâtres, demi-transparents, quelquefois légèrement bleuâtres, du volume d'une petite tête d'épingle ou d'un grain de mil, tantôt confluentes, la plupart du temps disséminées le long des vaisseaux, parfois même au milieu d'une circonvolution cérébrale. Presque toujours, les espaces qui séparent entre elles les granulations sont considérables, de telle sorte qu'il faut prêter pour les voir une attention des plus soutenues, ou mieux s'armer de la loupe pour les bien distinguer lorsqu'elles sont de très petit volume; et, d'ailleurs, nous ne parlons ici que des granulations visibles à l'œil nu, car, outre ces dernières, il en existe une quantité quelquefois innombrable que l'on ne peut découvrir qu'à l'aide du microscope.

Dans les observations anatomo-pathologiques faites jusqu'ici, on n'a peut-être pas suffisamment insisté sur le fait suivant : Quelquefois les granulations tuberculeuses sont disposées en telle quantité le long des vaisseaux qu'elles communiquent à ces derniers un aspect *moliniforme* caractéristique. Certaines petites artères, telles que les *cérébelleuses,* sont très faciles à disséquer, et c'est sur elles, d'après M. Damaschino, qu'on doit de préférence rechercher cette lésion (1). Ce sont précisément les artères cérébelleuses que nous avons représentées dans notre planche III; on voyait à l'œil nu, et très nettement sur ces vaisseaux, les renflements que nous venons de signaler, chacun de ces renflements constituant une énorme granulation tuberculeuse.

Comme lésion visible à l'œil nu ou à la loupe, nous devons encore signaler un épaississement notable de certaines artères ou même de certaines veines, quelquefois observé.

(1) In N. Morel, *Th. de Paris*, Juin 1887.

Nous arrivons maintenant aux altérations histologiques, de beaucoup les plus importantes et qui doivent surtout attirer notre attention. Elles consistent dans des granulations tuberculeuses, dont on pourra voir des types sur les planches que nous reproduisons plus loin.

On sait depuis les travaux de Koster, de MM. Charcot, Cornil, etc., que la forme anatomo-pathologique caractérisant le tubercule est le *follicule de Koster*.

Le follicule de Koster est constitué par l'association de trois éléments : 1° la cellule géante à plusieurs noyaux, avec ou sans prolongements, occupant le centre du néoplasme et due à un processus encore mal connu dans son essence; 2° les cellules épithélioïdes, formant à la précédente un cercle annulaire, sont disposées sur plusieurs rangs ; elles proviennent d'une modification morphologique des cellules migratrices; 3° les cellules embryonnaires formant la limite la plus extrême du follicule et se confondant avec les tissus normaux du voisinage.

Aucun de ces trois éléments n'a une valeur anatomo-pathologique spécifique; on observe ces éléments séparés dans des produits morbides qui ne sont pas tuberculeux; mais ce qui est caractéristique dans les productions phymatoïdes, c'est leur association même dans l'ordre susindiqué. Lorsque le follicule de Koster existe, on peut affirmer la tuberculose, surtout si l'examen bacillaire donne des résultats positifs. Koster, Rindfleisch, Charcot, etc., en avançant cette vérité, ont donné un criterium d'une valeur considérable à l'anatomie pathologique.

Mais Koch, en établissant d'une façon irréfutable l'existence du bacille qui porte son nom, a donné une pierre de touche encore plus sensible. En effet, il existe des produits tuberculeux qui ne contiennent pas de follicules de Koster; tandis que le bacille de Koch existe toujours, et dès le début. Le follicule de Koster représente la phase d'évolution la plus élevée du produit tuberculeux; il en est le degré d'organisation le plus parfait, et, pour que les éléments atteignent cet échelon supérieur, il faut un temps relativement considérable, car ils n'y arrivent que progressivement. Donc, malgré l'absence du follicule de Koster, un produit est tuberculeux pourvu qu'il contienne le bacille spécifique; la lésion est alors au début de son évolution.

Tout ce que nous venons de dire est bien connu; nous avons cependant cru devoir y insister, parce que la méningite tuberculeuse de l'enfant âgé de moins de deux ans est, d'après nos observations, caractérisée au point de vue histologique, par ce fait qu'elle n'offre que très rarement des follicules de Koster bien complètement développés; ce qui n'empêche pas les produits d'être tuberculeux puisqu'on y constate la présence du bacille de Koch.

Quant à l'explication de la rareté relative du follicule de Koster chez le jeune enfant, peut-être la trouvons-nous dans l'état jeune des tissus de nos malades, dans l'impossibilité ou la difficulté où se trouvent de tels éléments à subir une évolution qui peut être le fait de tissus mieux organisés, plus âgés que ne le sont les méninges des enfants nouveau-nés.

Il est à remarquer d'ailleurs que les follicules de Koster ne sont pas très fréquemment observés dans la méningite tuberculeuse des enfants ayant un âge relativement avancé ou des adultes.

La lésion histologique qui doit immédiatement frapper

notre attention, c'est la production tuberculeuse. On peut facilement l'étudier sur l'arachnoïde elle-même où elle existe presque constamment suivant la remarque faite par M. Damaschino. Elle se présente sous la forme suivante : à un faible grossissement, on voit, de loin en loin, sur le tissu des méninges des amas d'éléments apparaissant à l'objectif 2 de Vérick sous forme de taches ombrées, nuageuses, plus opaques vers le centre qu'à la périphérie et tranchant nettement sur le fond de la préparation; on dirait à les voir une véritable nébuleuse. Souvent ces taches sont traversées ou côtoyées tangentiellement par un vaisseau.

Mais si l'on a soin, suivant le conseil donné par M. Damaschino, d'étudier l'arachnoïde en un point où les vaisseaux sont très distants de la séreuse, au niveau de l'espace perforé antérieur par exemple, il est facile de s'assurer que l'arachnoïde est criblée de granulations grises de très petit volume, à l'état naissant pour la plupart et qui sont absolument indépendantes des vaisseaux de la pie-mère (cours de 1887). Si l'on augmente le grossissement, on voit que ces taches sont formées par des noyaux embryonnaires accumulés, serrés les uns contre les autres, surtout au centre. A mesure qu'on s'éloigne du centre, ces éléments s'écartent davantage les uns des autres, et peu à peu lorsque l'on sort insensiblement des limites du foyer tuberculeux, on voit les noyaux disséminés dans une substance granuleuse ou fibrillaire ou amorphe. Il n'y a pas de limite absolument précise, de zone de séparation entre la granulation tuberculeuse et le tissu périphérique.

On n'observe dans les granulations aucun élément autre que les noyaux embryonnaires. Lorsqu'on arrive au 7 ou au 8 de Vérick on voit que ces noyaux sont formés d'une masse de protoplasma sans enveloppe, légèrement granuleux; leur forme est ronde ou oblongue; vers le centre des nodules elle devient anguleuse par pression réciproque; quelquefois même les éléments sont en ce point tellement tassés les uns contre les autres que leurs contours semblent s'effacer et qu'ils paraissent ne former qu'une seule et même masse. Mais avec un objectif à immersion, on peut se convaincre que les contours existent toujours quoique excessivement minces, et qu'il n'y a pas de fusion entre les différents éléments.

Ces noyaux sont fortement colorés par les réactifs ordinaires, par le picro-carmin, le bleu de méthyle; surtout par le carmin aluné (Damaschino); à l'aide de l'acide osmique, on peut quelquefois y déceler la présence de granulations graisseuses.

On voit qu'il s'agit de la lésion tuberculeuse la plus rudimentaire qu'il soit possible d'imaginer; c'est en somme une accumulation de noyaux embryonnaires rencontrés çà et là dans un tissu parsemé aussi de noyaux embryonnaires isolés. Il ne serait même pas possible d'affirmer dans l'espèce l'existence de la tuberculose, pas plus que d'une lésion inflammatoire globo-cellulaire, si l'existence du bacille de Koch dans ces produits n'en démontrait positivement la véritable nature. Le bacille se décèle dans ces préparations à l'aide du réactif d'Erlich, comme dans les cas ordinaires.

Dans les pièces provenant de notre observation IX, Monsieur le professeur Damaschino a relevé l'existence de ces bacilles, et en nous les montrant, il a insisté sur leur valeur pathognomonique au point de vue de la détermination anatomo-pathologique exacte des nodules observés.

D'ailleurs, dans certains faits à évolution plus lente les granulations tuberculeuses se rencontraient avec leur caractère de parfait développement, et le follicule tuberculeux, non plus que l'état caséeux central n'y faisaient point défaut (Damaschino).

Souvent les granulations tuberculeuses entourent ou longent un vaisseau, et toujours le vaisseau présente dans les points intéressés les lésions que nous allons étudier.

Dans les cas où la granulation est extrêmement petite, probablement parce qu'elle est au début de son évolution, et lorsqu'elle siège sur le trajet d'une petite artère, on voit qu'elle est comprise dans les limites de la gaine lymphatique découverte par Robin. La cause initiale du nodule tuberculeux, le bacille, vient de l'intérieur du vaisseau, s'extravase à l'extérieur et son réceptacle primitif est la gaine lymphatique périvasculaire.

Les lésions des vaisseaux sont constantes; ce sont elles qui frappent d'abord l'œil de l'observateur. Elles consistent en artérite et phlébite et atteignent davantage les artères que les veines.

La lumière des artères est conservée, surtout s'il s'agit d'un vaisseau volumineux (la basilaire par exemple), et dans l'intérieur on voit un coagulum très net à de forts grossissements; outre le reticulum fibrineux on aperçoit des globules sanguins rouges et blancs plus ou moins déformés, plus ou moins décolorés soit naturellement soit sous l'influence des réactifs de préparation.

Sur des artérioles de moindre volume, les parois vasculaires sont extrêmement épaissies; la tunique externe surtout peut offrir trois ou quatre fois son épaisseur normale. Elle est formée d'un tissu lamineux compact, serré et infiltré d'une quantité considérable de noyaux embryonnaires; certains de ces noyaux sont entourés d'une mince couche protoplasmique. Le tissu qui la constitue se confond peu à peu avec le tissu périphérique.

A côté de la périartérite, il existe aussi de la mésartérite; la tunique moyenne est aussi très épaissie et très fortement infiltrée de noyaux embryonnaires.

La tunique interne est constamment altérée, et souvent dans des proportions plus accusées encore que la tunique externe. L'epithelium présente une prolifération remarquable; les cellules sont superposées sur plusieurs couches; à un certain point elles forment des amas saillants dans l'intérieur de la lumière du vaisseau; en même temps elles ont perdu leur forme naturelle, leur aspect aplati; elles deviennent irrégulières et suivant l'expression très exacte du professeur Cornil, elles sont *indifférentes de forme.* Dans certains cas, elles sont fortement granuleuses; elles se détachent souvent de la paroi qui les produit, et on les voit sous forme de petits amas dans l'intérieur même de la lumière du vaisseau.

La tunique sous-endothéliale est comme les tuniques moyenne et externe hyperplasiée et infiltrée; et il nous paraît rationnel d'admettre que c'est par cette tunique interne que débute le processus d'artérite pour se propager jusqu'à la tunique externe et envahir enfin les tissus ambiants. La cause initiale serait le bacille de Koch situé dans l'intérieur des vaisseaux et provoquant l'endartérite.

Les veines présentent des altérations en tous points identiques à celles que nous venons de décrire; nous ajouterons seulement qu'elles sont peut-être un peu moins connues, parce qu'elles paraissent moins fréquentes ou moins accusées. Elles sont remplies d'un coagulum récent, non adhérent; c'est à ce caillot, nous l'avons déjà dit, qu'on a voulu rattacher l'hydropisie ventriculaire. D'ailleurs, qu'il s'agisse d'une artère ou d'une veine, du moment que la lésion apparaît, le sang a de la tendance à se coaguler; de plus, il s'altère, la fibrine se contracte et il se forme un caillot pouvant être le point de départ d'une oblitération permanente et déterminer ainsi des paralysies.

Les lymphatiques sont presque constamment malades. Les gaines de Robin sont infiltrées de noyaux embryonnaires. En certains points, ceux-ci forment des amas qui distendent le manchon lymphatique sans le dépasser; en d'autres points, ses limites sont franchies et souvent les éléments histologiques sont disposés sous forme de traînées, ou de fusées le long des canaux lymphatiques.

Les méninges, la pie-mère surtout, indépendamment des lésions histologiques que nous venons de mentionner, sont le siège d'un exsudat dont nous avons déjà parlé. Au microscope, cet exsudat présente les caractères d'un exsudat inflammatoire sur lesquels il est inutile d'insister; il est surtout caractérisé par un reticulum fibrineux formé de fibrilles très minces, très élégamment entrecroisées, et dans les mailles duquel il existe une quantité considérable de globules blancs, quelques globules rouges, quelques cellules embryonnaires et surtout des globules pyoïdes de Gluge. L'aspect de cet exsudat est d'ailleurs très variable, ainsi que l'a fait observer M. Damaschino, dans les divers points de la préparation: ici à peu près uniquement formé d'un réseau fibrillaire, à mailles très serrées et avec peu d'éléments figurés; là au contraire, il est presque uniquement constitué par des leucocytes avec quelques hématies et un mince réticulum de fibrine à mailles très lâches.

Nous avons fait l'examen de la substance corticale du cerveau au niveau des points où il était ramolli et nous avons constaté la prolifération et l'hypermégalie des cellules de la névroglie si bien décrites par M. Hayem; il y a, d'après cet auteur, une sorte « *d'encéphalite diffuse analogue à celle de la paralysie générale* ». On sait que M. Chantemesse a tout récemment étudié et décrit avec soin les lésions de la substance corticale.

Les faits que nous venons de signaler existent le plus souvent avec les mêmes caractères au niveau du bulbe et de la moelle; cependant les tubercules de ces organes sont plus rares qu'au niveau du cerveau. Mais, suivant la remarque de M. Damaschino, il est exceptionnel de trouver chez le nouveau-né une méningite tuberculeuse exclusivement cérébrale, et presque toujours, le processus est disséminé en même temps au cerveau, au bulbe et à la moelle; c'est donc une véritable méningite cérébro-spinale qu'on observe généralement et, d'après M. le professeur Damaschino, on devrait nommer la maladie qui nous occupe « *méningo-encéphalo-myélite tuberculeuse* »; et certes, parmi l'énorme quantité des noms qu'on a proposés, c'est, après tout ce que nous venons d'exposer, celui qu'il nous paraît le plus rationnel d'adopter.

Je me contenterai de signaler en terminant, l'existence, sur le cadavre des jeunes sujets, de nombreuses localisations bacillaires disséminées sur les divers organes. Indépendamment des tuberculoses de date plus ancienne que la méningite, des vrais foyers caséeux, point de départ de l'infection généralisée, on rencontre constamment, suivant la remarque de M. Damaschino, des lésions granuliques généralisées. Il faut toutefois, pour les découvrir, faire un examen minutieux des divers viscères: rate, foie, reins, poumons, ganglions lymphatiques, plèvre et péritoine, etc. Les granulations sont souvent grises, demi-transparentes, à peine visibles à l'œil nu en raison de leur petit volume et de leur demi-transparence. L'examen à contre jour ou à jour frisant, avec l'aide d'une loupe, parfois même l'emploi du microscope seront nécessaires pour faire cette démonstration : en ayant soin de s'entourer des précautions sus-indiquées, M. Damaschino a pu constater d'une façon constante la généralisation des granulations tuberculeuses chez les jeunes enfants ayant succombé à la méningite. Suivant la remarque de notre maître, la méningite tuberculeuse n'est donc qu'une localisation prédominante d'une véritable maladie infectieuse, la tuberculose miliaire aiguë. La gravité toute spéciale de l'affection encéphalique ne laisse pas, dans certains cas, aux autres lésions viscérales le temps d'évoluer: les granulations y sont alors de petit volume, peu visibles, et certainement elles doivent échapper à un observateur non prévenu, qui ne ferait pas pour les découvrir, les recherches nécessaires.

IV

SYMPTOMATOLOGIE

La méningite tuberculeuse chez l'enfant nouveau-né ou âgé de moins de deux ans, débute tantôt d'une façon relativement brusque, tantôt, au contraire, d'une façon insidieuse. Il est bien rare qu'il n'existe pas quelques prodromes qui, s'ils sont incapables de faire reconnaître la méningite encore latente, sont du moins suffisants pour montrer que le petit sujet est en puissance de maladie. Ces prodromes ne présentent jamais une apparence clinique aussi nette que chez les sujets âgés de quatre ans ou davantage. Le symptôme initial, en effet, chez ces derniers, est presque toujours la céphalalgie ou une souffrance générale qui retentit sur le caractère de l'enfant ; on comprend que le nouveau-né, s'il éprouve réellement la même sensation, ne puisse la traduire à l'extérieur comme le fait un sujet plus avancé en âge.

Les prodromes, lorsqu'ils existent, consistent surtout, d'après nos observations, en un changement d'humeur qui rend le petit malade maussade et change sa nature psychologique ; il devient méchant, crie sans motif, refuse le sein, s'agite comme en proie à une certaine anxiété, avec une rapidité quelquefois remarquable ; il passe de la joie à la tristesse sans transition, il dort mal, mord ses mains ou le sein maternel, etc. Tous ces symptômes se rapportent vraisemblablement à des manifestations douloureuses qui ont pour caractère, à la période initiale, d'être très variables, surtout au point de vue de leur intensité.

Au milieu de ces symptômes plus ou moins vagues, plus ou moins diffus, on observe quelques vomissements qui, à ce moment-là, n'ont pas encore une grande importance diagnostique : on peut, en effet, les rapporter à de l'embarras gastrique, à une tétée trop copieuse, etc. Quelquefois on n'observe que de simples vomituritions.

D'une façon presque constante, le petit enfant manifeste son état pathologique par des bruits laryngiens qui ne sauraient passer inaperçus. Tantôt ce sont des gémissements sans caractère, vagues, faibles, se répétant quelquefois d'une façon presque automatique; d'autres fois, ces gémissements prennent le caractère de véritables plaintes ; ils sont plus intenses, plus rythmés, plus modulés, plus précis ; ils indiquent la douleur, ils sont l'expression réflexe d'une perturbation nerveuse plus accusée. Parfois même ce sont de véritables cris aigus, perçants, revêtant un timbre spécial, et, chose remarquable, ils existent indépendamment de larmes. Ordinairement, ces trois types de bruits laryngiens, *les gémissements, les plaintes et les cris*, existent en même temps chez le même sujet, ou se succèdent d'une façon plus ou moins régulière. On peut les constater même pendant le sommeil du petit enfant ; ils rappellent tout à fait le cri hydrencéphalique que Coindet a, le premier, signalé dans la méningite tuberculeuse de l'enfant plus âgé.

Pendant cette phase prodromique, on peut observer, de

loin en loin, quelques convulsions, un peu de strabisme transitoire, quelques troubles vaso-moteurs de la face, qui se colore et se décolore subitement, des alternatives de fréquence et de ralentissement du pouls, quelquefois un peu de dyspnée, tous symptômes qui, à cause de leur fugacité et de leur variabilité, frappent peu ou point l'attention de l'observateur. Mais, en outre, et ce symptôme a une haute valeur diagnostique, on constate une profonde perturbation nutritive. L'enfant pâlit, il maigrit, il perd ses forces ; quelquefois on voit survenir de légers accidents fébriles, très irréguliers dans leur apparition et dans leur retour. Ce sont là des phénomènes qui, pour n'appartenir pas spécialement à la méningite, n'en décèlent pas moins le développement insidieux de l'infection tuberculeuse.

Bientôt les vomissements apparaissent, et ce sont eux qui dominent la scène pathologique, à cette période de la maladie. Le principal caractère de ces vomissements, c'est de se produire spontanément, en dehors de l'acte de la nutrition, de survenir sans motif ou sous l'influence du plus léger déplacement du petit malade. Ils arrivent à l'improviste, sans être précédés de la moindre nausée, l'enfant étant quelquefois dans le calme le plus parfait, et dès que les matières sont expulsées, le calme reparaît sans qu'on ait constaté cette période d'anhélation qui suit ordinairement l'acte du vomissement. Habituellement, ces vomissements sont alimentaires ; l'enfant rend du lait liquide ou coagulé, suivant son activité digestive. Presque toujours, le lait est mélangé de matières muqueuses alcalines ou légèrement acides.

Dans une de nos observations (Obs. VI), les vomissements étaient vert-porracé ; cette coloration ne nous paraît pas constituer un fait particulier à la méningite tuberculeuse ; il est probable que le petit sujet avait une tendance, comme cela se voit souvent à cet âge, à avoir de l'embarras gastro-intestinal compliqué de congestion hépatique et d'hypersécrétion biliaire. Ces états catharraux et congestifs, très fréquents dans la première enfance, ne peuvent que s'exagérer sous l'influence des troubles nerveux directs ou vaso-moteurs que la méningite tuberculeuse imprime à tous les organes.

Les vomissements ne s'observent pas fatalement dans tous les cas. Quelquefois, le petit malade a à tous moments des nausées non suivies d'expulsion des matières stomacales, mais c'est là un fait bien rare.

A côté du symptôme précédent, nous devons ranger les convulsions, qui nous paraissent, à l'inverse de ce qui a lieu chez l'enfant de quatre ou cinq ans, constituer un symptôme essentiel ; nous les notons dans presque toutes nos observations. Il est à remarquer que plus l'enfant est jeune, et plus il est soumis à cet état que M. le professeur Jaccoud a désigné sous le nom de *spasmophylie*. L'importance nerveuse et la prédominance fonctionnelle de la moelle sont en raison inverse de l'âge du malade. Voilà pourquoi, chez l'enfant, toute manifestation morbide, tout mouvement fébrile se caractérise par des convulsions. On a dit avec raison que les convulsions sont le frisson de l'enfant. Rien d'étonnant à les voir occuper chez le nouveau-né une place essentielle dans le tableau clinique pendant le cours de la méningite tuberculeuse. Du reste la convulsion affecte ici deux apparences : le plus ordinairement elle est clonique. L'enfant, subitement, ou à la suite d'une émotion, d'un froid, d'un excès d'alimentation, etc., s'agite tout à coup ; ses bras se fléchissent ou s'étendent avec une énergie variable ; il a du strabisme, sa tête se porte en arrière, ou à droite, ou à gauche ; on entend une respiration stertoreuse ; quelquefois un peu de salive apparaît sur les lèvres ; assez souvent, il y a incontinence des matières et de l'urine. Le diaphragme lui-même prend part à la convulsion, il se spasmodie, et il en résulte un arrêt dans la fonction de la respiration et de l'hématose ; l'enfant se cyanose, ses lèvres bleuissent, ses veines jugulaires se gonflent, et il est en proie pendant un moment à une angoisse particulière qui effraie beaucoup l'entourage. Puis la convulsion cesse, tantôt brusquement, tantôt progressivement ; les muqueuses et la peau reprennent leur coloration normale, la respiration se rétablit et tout rentre dans l'ordre.

Dans certains cas, la convulsion est beaucoup moins accusée. Elle ne se traduit que par quelques mouvements désordonnés des membres, quelques respirations saccadées, quelques mouvements oscillatoires des yeux ; quelquefois ces symptômes sont si légers qu'ils passent inaperçus pour les personnes inexpérimentées.

Presque aussi souvent, la convulsion affecte le type tonique, et alors c'est toujours l'opisthotonos que constate l'observateur : nos observations I, II, IV, VII, VIII, IX, X, en font foi. Le petit malade a sa tête portée en arrière, le menton quelquefois fortement relevé ; la nuque présente une raideur telle qu'on ne peut pas fléchir la tête en avant : lorsqu'on essaie de réaliser ce mouvement, on entraîne le tronc en même temps que la tête, et l'on détermine une douleur qui peut faire naître des convulsions cloniques.

D'ailleurs, si l'on porte la main sur les parties musculaires de la nuque, on constate qu'elles sont dures, rigides, contracturées, comme dans la contracture hystérique.

L'opisthotonos de la méningite tuberculeuse ressemble beaucoup, par ses caractères cliniques, à celui du tétanos ; il est inutile d'insister sur la rareté, chez le nouveau-né, de cette dernière affection, et nous devons considérer chez lui le symptôme opisthotonos presque comme l'équivalent, au point de vue du diagnostic de la méningite tuberculeuse.

Dans le même groupe de faits, nous pouvons ranger le strabisme, qui, en dernière analyse, est une convulsion tonique et persistante de certains muscles oculaires, une contracture résultant d'une localisation de la néoplasie tuberculeuse initiale ; suivant la situation occupée par cette dernière, on comprend que ce sera tel ou tel muscle de l'œil droit ou gauche qui sera contracturé. Nous voyons le strabisme tantôt apparaître pour disparaître ensuite et reparaître de nouveau (Obs. II, IV, VIII, X, XIII, XV), tantôt à peu près constant (Obs. I), tantôt léger, d'autres fois intense ; ici, divergent ; là, convergent (Obs. IV, VIII) ; le strabisme divergent paraît assez rare. Il est inutile d'ajouter que le strabisme perd toute valeur lorsqu'il existe depuis une époque antérieure au début de la maladie ; dans notre observation III, le petit malade en était affecté depuis la naissance : il faut donc, à ce point de vue, ne pas négliger de s'informer auprès des parents, de la date d'apparition du symptôme. Dans l'observation que nous avons empruntée à M. Queyrat (Obs. IX), il est constaté une déviation conjuguée de la tête et des yeux à droite.

Nous croyons devoir rapprocher du symptôme convulsion l'attitude particulière, dite *en chien de fusil*, que prennent souvent les petits malades. Cette attitude a été notée depuis longtemps chez les enfants âgés de quatre ans et plus. Instinctivement l'enfant prend cette position (Obs. IV, IX, X, XII, XIII); il la conserve en dormant, et, si on la corrige, il la reprend naturellement. On a essayé de rapporter cette attitude à telle ou telle localisation du processus morbide sur les centres nerveux; on a proposé plusieurs théories que nous n'avons pas à développer ici. Sans entrer dans la discussion et rechercher si l'attitude en chien de fusil est due à une lésion du bulbe (Dreyfous), ou de la protubérance (attitude protubéracielle de Jackson), nous nous demandons seulement si cette attitude n'est pas due à une simple contracture des muscles fléchisseurs, dont la tonicité deviendrait par ce fait prédominante à celle des muscles extenseurs ; peut-être y aurait-il lieu d'admettre qu'une irritation centrale, par des masses tuberculeuses localisées dans les points d'innervation des fléchisseurs, est le point de départ de cette attitude que, dans tous les cas, on est obligé de rapporter à une perturbation musculaire d'origine nerveuse.

Comme chez l'enfant plus âgé, la constipation joue un rôle très important; mais ici nous la voyons quelquefois alterner avec la diarrhée (Obs. VI). Tantôt légère et à peine appréciable, même dans des cas graves (Obs. IX), d'autres fois beaucoup plus sensible (Obs. IV, VIII, XV), la constipation peut exister dès le début (Obs. VII), ou survenir ultérieurement (Obs. I, II, IV); il est rare qu'elle existe d'une façon absolue pendant toute la durée de la maladie (Obs. XII).

D'après nos observations, la constipation n'est pas fatalement liée à la méningite tuberculeuse des très jeunes enfants, et nous voulons mettre en relief ce fait clinique, que l'on peut observer la diarrhée pendant toute la durée de la maladie, ou du moins que la diarrhée peut exister à diverses périodes exclusivement à la constipation (Obs. XI, XIII). La diarrhée est variable, tantôt muqueuse ou séromuqueuse, d'autres fois verte. Y a-t-il lieu ici d'admettre la coexistence accidentelle de la diarrhée verte des nouveau-nés, et, dans ce cas-là, faut-il voir dans la manifestation intestinale, non pas une conséquence de la méningite, mais un état pathologique absolument indépendant? Nous croyons pouvoir nous prononcer en faveur de cette hypothèse. Il est de la dernière évidence, en effet, que, dans un milieu nosocomial, un petit malade, atteint de méningite tuberculeuse, peut aussi bien qu'un autre, et mieux qu'un autre, à cause de son peu de résistance vitale, contracter la diarrhée verte endémique ou épidémique. Le microbe de cette dernière trouvant un milieu favorable à son développement, la diarrhée apparaît et n'a rien à faire au point de vue clinique avec la méningite tuberculeuse. Il eût été intéressant de rechercher chez les malades (Obs. V, VII, XIII) le microbe spécial très bien connu depuis les travaux remarquables commencés par M. Damaschino et M. Clado et poursuivis par M. Hayem et M. Lesage; on aurait pu ainsi rapporter le flux intestinal à sa véritable cause étiogénique; malheureusement, cette recherche n'a pas été faite, et nous ne pouvons qu'émettre une hypothèse à ce sujet. Signalons que, dans notre observation V, la diarrhée verte a été le symptôme prédominant, à tel point qu'on avait porté le diagnostic de choléra infantile chez cet enfant qui n'avait fait d'ailleurs qu'un très court séjour dans la salle.

Le ventre en bateau s'observe chez nos petits malades d'une façon aussi constante que chez les enfants d'un âge plus avancé ; ce symptôme, d'ailleurs, n'offre ici rien de spécial (Obs. I, IV, VIII) ; il existe assez souvent à une période relativement voisine du début de la maladie ; quelquefois il ne survient qu'à la période tout à fait ultime (Obs. VI, XII). Par contre, dans notre observation XIII, la petite fille a eu un ventre ballonné pendant toute la durée de sa maladie ; il est vrai d'ajouter que la diarrhée a existé pendant tout le temps, et nous avons trouvé à l'autopsie des ulcérations phymatoïdes de toute la longueur de l'intestin ; ces lésions nous ont paru plus que suffisantes pour expliquer le ballonnement du ventre.

Pendant que tous les symptômes précédents se succèdent ou coexistent, les gémissements et les cris se continuent ; il est manifeste que l'enfant souffre d'une céphalalgie difficile à reconnaître, mais qu'on ne saurait nier quand on voit le baby porter fréquemment la main à la tête, quand on observe le froncement intersourcillier, manifestation particulière de la douleur de tête chez l'enfant ; ce dernier, très souvent, agite les mains au-devant de ses yeux, comme pour chasser ou suivre un objet imaginaire : la carphologie, jointe aux cris hydrencéphaliques, enlève toute espèce de doute.

On observe, de plus, chez le nouveau-né des troubles vaso-moteurs remarquables et très variables dans leur détermination clinique ; tantôt il apparaît au visage des rougeurs spontanées, tantôt ces rougeurs succèdent à un simple attouchement de la peau (Obs. VII). Elles peuvent être très fugaces et disparaître à peine produites (Obs. XII); dans certains cas, elles se manifestent avec une soudaineté remarquable (Obs. I, IV, X); enfin, dans un certain nombre de circonstances, on constate la *raie méningitique* telle que l'a décrite Trousseau (Obs. I, IV, VIII, X, XII, XIII). On sait que, pour provoquer cette raie méningitique, il suffit d'appuyer légèrement avec l'ongle ou la pointe d'un crayon sur une section du corps, à l'abdomen par exemple; au bout de quelques secondes, on voit la raie primitivement blanche devenir très rouge, et même apparaître sous forme d'une saillie congestive à la surface de la peau : ajoutons que cette raie apparaît très vite et disparaît avec une grande lenteur.

Depuis que l'enfant a quitté la période prodromique et que la maladie s'est nettement accusée, la température a généralement oscillé entre 38° et 39°; les pupilles ont été dilatées ou bien rétractées; l'enfant a maigri d'une façon progressive; il refuse le sein, et la recherche de la sensibilité cutanée, à l'aide d'une épingle, indique parfois une anesthésie rarement très marquée, mais dont le caractère est l'inégalité et l'irrégularité; elle varie d'intensité d'un point à un autre, disparait et reparait.

La photophobie est peut-être moins fréquente que chez l'enfant plus âgé; on la constate néanmoins assez souvent (Obs. X, XII, XIII); dès que l'enfant est exposé à une lumière vive, il se plaint, crie, se convulse et se calme dès qu'on le ramène dans l'obscurité. Si ses mains sont libres, il les porte instinctivement devant les yeux, ou il cherche à enfouir sa tête sous les couvertures ou dans l'oreiller, pour échapper à l'action manifestement douloureuse des rayons lumineux.

Jusqu'ici, nous n'avons tenu aucun compte, dans ce chapitre, de la division en trois périodes qu'on trouve indiquée dans toute description de la méningite tuberculeuse chez l'enfant ou l'adulte. C'est que cette maladie, comme toutes celles du nouveau-né en général, nous apparaît avec une marche véritablement indécise; et, s'il est facile de saisir nettement la transition entre la période prodromique, qu'on est convenu d'appeler *première période*, et la phase suivante (*deuxième période*) où se démasque véritablement la maladie, il n'en est pas de même entre celle-ci et la *troisième période;* et cette division est plutôt artificielle que réelle, beaucoup moins légitime certainement que chez les adultes. Le caractère principal, qui marquerait le début de la troisième période, serait la cessation des convulsions, qui, pourtant, peuvent, dans le cas particulier, se manifester jusqu'à la fin.

Quoi qu'il en soit, on observe quelquefois à cette période de la maladie l'*hydrocéphalie*. Les fontanelles deviennent saillantes, et, à leur niveau, on perçoit très nettement les battements encéphaliques; la tête a manifestement augmenté de volume, disent les parents, phénomène en corrélation avec l'épanchement intraventriculaire constaté assez souvent à l'autopsie, et dont la quantité est très variable. Peut-elle être assez abondante pour entraîner la dislocation des os du crâne (1)? Nous n'avons jamais observé de cas semblable, cependant nous avons entendu notre maître dire dans ses leçons qu'il se produit assez souvent une disjonction des sutures crâniennes et que, si cette disjonction n'est pas totale, elle s'efface par retrait après la mort.

(1) Parrot (J.). *De la dislocation des os du crâne dans la méningite chez les enfants. Rev. de Méd.* Paris. 1882.

Le *facies* du petit malade devient souvent étrange; son œil est hagard (Obs VII); quelquefois il est ouvert largement et affecte une fixité remarquable (Obs. VIII). Les pupilles sont alors largement dilatées, parfois inégales (Damaschino). La bouche est souvent le siège de mouvements anormaux: tantôt on observe à tout moment des baillements (Obs. II); bien plus souvent du màchonnement (Obs. I, XIII), et dans certains cas (Obs. X, XII), des grincements de dents, symptôme d'autant plus curieux que d'habitude, dans la seconde année, les dents sont peu solides, faiblement implantées, et que les contractures des màchoires ne paraissent pas avoir l'énergie nécessaire pour un pareil résultat.

Les paralysies occupent dans le tableau clinique une place assez large. Dans l'obs. X, la commissure labiale gauche était abaissée et il y avait un peu de paralysie faciale. On observe du ptosis (Obs. VI); chez un malade on voit une paralysie du bras gauche (Obs. XII), chez un autre (Obs. XI), les membres supérieurs droit et gauche se sont paralysés successivement. Quelquefois même, la paralysie atteint les muscles de la vie végétative: le sphincter anal et la vessie surtout sont souvent atteints (Obs. II). Mais les troubles paralytiques permanents qui apparaissent à cette époque, semblent surtout porter spécialement sur la face; ce sont ordinairement le strabisme, en général convergent, unique ou double, et un certain degré de paralysie faciale, ou plutôt de parésie qui se traduit par une légère déviation des traits (Obs. IV, X). On rencontre d'ailleurs ces manifestations dans la tuberculose méningée de l'adulte; elles sont les conséquences d'une lésion corticale du cerveau, lésion qui entraîne une impotence fonctionnelle consécutive.

La respiration est fréquente, et souvent on remarque la dyspnée (Obs. VII, X); nous avons même observé *in extremis*, un tirage considérable sus et sous-sternal (Obs. X), qui ressemblait tout à fait à celui du croup. Très fréquemment, en même temps que l'accélération, on constate de l'arythmie des mouvements respiratoires : après plusieurs mouvements très accélérés, il y a un temps d'arrêt qui dure 3, 4, 5 et même 10 secondes, et qui est suivi d'une nouvelle période de mouvements précipités; on compte 35, 40 et même 50 respirations à la minute (Obs. VI, IX, X). Ce rythme de *Cheyne-Stokes* a été signalé par Trousseau dans la méningite tuberculeuse.

La fièvre n'existe plus, sauf tout à fait à la fin (Obs. X); mais le pouls présente des modifications très importantes. Quelquefois, il se ralentit et devient irrégulier (Obs. XV); on sait que certains auteurs ont rapporté ce phénomène à une irritation du *pneumo-gastrique* qui est le nerf d'arrêt du cœur. Mais le plus souvent le pouls devient d'une excessive fréquence (Obs. I, VII, XII); faut-il admettre que c'est là un signe de paralysie du pneumo-gastrique, dont l'action est épuisée, et regarder le rythme fréquent du pouls comme la conséquence de son ralentissement antérieur, le pneumo-gastrique étant à son origine bulbaire d'abord irrité, puis paralysé par les néoplasmes tuberculeux? Nous ne sommes pas autorisé à conclure.

Vers la fin de la maladie, la fréquence du pouls est la règle; on compte 120, 140, 160 et même 200 pulsations (Obs. X.), quelquefois davantage; l'accélération s'accompagne assez souvent de faiblesse (Obs. II), l'impulsion cardiaque s'affaiblissant progressivement. Quelquefois, le pouls, malgré sa fréquence, peut rester régulier, mais c'est là un fait bien rare; presque toujours il devient irrégulier, et s'il l'était déjà, chose très fréquente, l'irrégularité s'accentue, ce qui est d'un mauvais pronostic: en effet cette arythmie est l'indice d'une perturbation dans l'innervation cardiaque. Notons ici un fait qui nous a paru intéressant : quelques instants avant la mort d'un de nos malades (Obs. X), nous avons examiné le pouls; il battait au minimum 200 pulsations par minute, et le rythme circulatoire était absolument comparable au rythme respiratoire de Cheyne-Stokes. Lorsqu'on explorait l'artère, on constatait une série de pulsations d'abord lentes, puis plus rapides, puis très rapides; à cette série de chocs qui allaient en s'accélérant, succédait brusquement et sans transition un repos complet de l'artère, correspondant à la phase d'apnée de la respiration de Cheyne-Stokes. Puis les pulsations se reproduisaient lentes, plus rapides et très rapides comme avant le silence. Nous avions déjà observé ce phénomène chez le même malade quelques jours auparavant.

La température, qui oscille généralement entre 38° et 39° peut atteindre à la période ultime 40° et 41°; chez le malade dont nous venons de parler (Obs. X), nous avons pris nous-même la température quelques instants avant la mort, elle s'élevait à 42°. Dans certains cas, elle augmente encore pendant les deux heures qui suivent la mort.

Un autre phénomène qui marque le dénouement de la maladie, c'est l'état comateux dans lequel tombe l'enfant et que nous notons dans presque toutes nos observations. Le petit sujet est plongé dans une sorte de torpeur; il demeure stupide et insensible aux excitations extérieures,

5

il cesse de se plaindre et dans certains cas, la famille reprend un peu d'espoir en voyant l'enfant ne plus manifester la souffrance; c'est là une fausse sécurité que le médecin doit enlever à l'entourage, car cette amélioration apparente n'est autre chose que le coma final, c'est un état apoplectique comateux qu'il ne faut pas confondre avec la paralysie. L'enfant est dans le decubitus dorsal, gardant une immobilité absolue, la résolution générale portant sur tous les muscles. Le facies est cadavéreux, le visage pâle et décoloré; les yeux ont un aspect vitreux et les traits sont absolument immobiles. La déglutition est gênée: ce symptôme plus que les autres encore permet de pronostiquer la mort dans les 24 ou 48 heures au plus tard.

C'est à ce moment là surtout que l'on peut observer des troubles du côté des sphincters vésical et rectal. Le muguet peut aussi apparaître (Obs. VII, IX). Mais presque toujours on constate des fuliginosités et la sécheresse de la langue.

La mort survient alors, ou bien par les progrès de l'inanition: l'enfant maigrit davantage, perd complètement ses forces, pâlit et s'éteint sans secousses; ou bien par une complication. Tantôt c'est une attaque convulsive ou éclamptique qui emporte le malade; tantôt ce sont des convulsions internes (tétanos du diaphragme); ou bien, c'est une syncope; on peut quelquefois la pronostiquer quand on voit survenir de véritables intermittences du pouls. Dans tous les cas on constate une production de mucosités bronchiques abondantes.

V

MARCHE, DURÉE, TERMINAISON

La méningite tuberculeuse chez le nouveau-né paraît évoluer d'une façon plus rapide que chez l'enfant de quatre ou cinq ans. Quelquefois, elle affecte des allures aiguës à tel point qu'elle peut donner le change et faire croire à une affection fébrile franche. Alors, les symptômes que nous venons de passer en revue se succèdent avec une rapidité excessive et la mort survient en six ou huit jours. D'autres fois, la marche est subaiguë et c'est le cas le plus ordinaire : la maladie évolue en trois ou quatre semaines. Enfin, il existe quelques circonstances où la méningite tuberculeuse tient le malade pendant des mois, avec des alternatives d'accalmie et de recrudescence; cette forme est rarement observée chez le nouveau-né; cependant notre observation VIII en est un bel exemple; dans des cas de ce genre, la période de rémission plus ou moins longue peut faire croire à la guérison; mais qu'on ne s'y trompe pas, ce ne sont que des pseudo-guérisons. En effet, la terminaison fatale de la méningite tuberculeuse chez le nouveau-né est, comme chez l'enfant plus âgé, la mort.

Comment donc expliquer ce temps d'arrêt : le début qui s'est annoncé par de la fièvre, par des convulsions, des vomissements, doit être attribué à l'existence du processus inflammatoire; on assiste pour ainsi dire à la formation de plaques de méningite tuberculeuse localisées. Puis subitement, tout travail actif cesse, et avec lui les symptômes alarmants : temps d'arrêt, guérison apparente qui dure plus ou moins longtemps. Toutefois, malgré l'absence de phénomènes inflammatoires, la tuberculisation des méninges continue sa marche lente, mais sûre. Cette évolution à l'état latent se manifeste par quelques troubles physiques qu'on n'observe pas; mais au bout de quelques semaines, de quelques mois, ou même après plusieurs années, sous l'influence d'un traumatisme ou d'une poussée aiguë de tuberculose pulmonaire, surviennent des accidents cérébraux foudroyants : on assiste alors à la fin inévitable de la méningite tuberculeuse, en apparence maîtrisée au début. On pourrait, croyons-nous, invoquer cette forme de méningite avec rémissions, pour expliquer bien des cas de mort rapide à la suite de simples attaques convulsives survenues subitement chez de tout jeunes enfants, alors qu'ils avaient toutes les apparences de la bonne santé.

VI

DIAGNOSTIC

Chez les enfants du premier âge, le diagnostic de la méningite tuberculeuse est d'autant plus difficile à établir, qu'on a regardé jusqu'ici cette maladie comme exceptionnelle à cette période de la vie ; une fois l'attention des cliniciens éveillée, on la reconnaîtra plus facilement.

La cause qui rend ce diagnostic très pénible, et souvent s'y oppose, c'est la période prodromique initiale de la maladie, période de vague, qui n'offre à l'attention de l'observateur que des symptômes encore peu caractéristiques. Rilliet et Barthez ont, comme on le sait, beaucoup insisté là-dessus ; même certaines maladies telles que le rachitisme peuvent offrir une analogie tellement complète à cette phase, que la différenciation est impossible. Du reste, tous les vices de l'hygiène peuvent amener chez l'enfant des vomissements, des troubles nerveux, des changements dans le caractère, etc., et même des convulsions, phénomènes dont la réunion même ne présente pas toujours la même valeur.

Nous n'avons pas à revenir sur les symptômes de la méningite tuberculeuse qui, réunis, permettent le diagnostic absolu ; nous ne voulons nous occuper que du diagnostic différentiel. Nous avons donc à passer en revue les principales maladies qui peuvent plus ou moins simuler la méningite tuberculeuse chez l'enfant en bas âge.

Nous voulons d'abord signaler à ce point de vue la *maladie hydrocéphaloïde de Marshall-Hall,* qui est assez peu connue dans son essence et qu'on a rapportée à l'anémie du cerveau. Ici l'enfant, âgé de quelques mois à peine, perd l'appétit sans aucun motif; ou bien à la suite d'une alimentation insuffisante ou mauvaise, il paraît maigrir, il devient agité, inquiet; son sommeil est entrecoupé de soubresauts ou de mouvements légèrement convulsifs; peu à peu, il tend vers la somnolence, son œil devient terne; il fuit l'approche de la lumière, les pupilles sont dilatées; plus tard, il se met à vomir, souvent sans effort : cette expulsion alimentaire ressemble plutôt à de la régurgitation qu'à du vomissement. La respiration s'accélère, devient irrégulière, le malade tombe dans le coma et la mort finit par arriver.

Faut-il voir là, ainsi que l'a voulu Marshall-Hall, une entité morbide spéciale caractérisée par une exagération du liquide céphalo-rachidien, qui comprimerait la substance cérébrale et amènerait la dépression vasculaire? Ne serait-ce pas plutôt simplement un état d'alanguissement général dû à une alimentation mauvaise ou insuffisante; ne serait-ce pas en d'autres termes, l'athrepsie de Parrot? Nous ne le pensons pas, et nous croyons que cette maladie hydrocéphaloïde n'est autre chose que la méningite tuberculeuse, qui, sous l'influence d'idées préconçues de l'auteur anglais, a été rejetée sans autre forme de procès, l'erreur provenant surtout de la non-constatation des tubercules infimes situés sur les méninges.

D'après la description nosologique de cette affection, nous croyons pouvoir conclure en disant qu'il s'agit moins ici d'une maladie hydrocéphaloïde primitive, que d'un symptôme hydrocéphaloïde secondaire; ce n'est pas l'épanchement qui constitue le fait anatomo-pathologique spécial, il n'est que l'expression d'une autre altération, qui est seulement, tout porte à le croire, la tuberculose. Si nous avançons une opinion si radicale, c'est que dans les meilleurs auteurs modernes, nous n'avons trouvé aucune mention de l'affection hydrocéphaloïde de Marshall-Hall : il serait singulier que des observateurs ou des anatomopathologistes autorisés aient laissé passer inaperçue une entité morbide ou aient eu la malchance de ne jamais la rencontrer; le silence des observateurs modernes français nous laisse incrédule à l'égard de cette maladie, aussi bien que la constatation et l'affirmation de la tuberculose méningée chez l'enfant sous forme de granulations infinitésimales, difficiles à voir aux autopsies, avec un épanchement consécutif; les symptômes ressemblant d'autre part admirablement aux traits généraux de la maladie de Marshall-Hall, il nous paraît probable que ce médecin distingué a pris pour une maladie un symptôme.

L'embarras gastrique chez les enfants du premier âge donne lieu à des vomissements, de la fièvre, de la somnolence ou de l'agitation; le pouls et la respiration se modifient; on observe des troubles vaso-moteurs; il y a des alternatives de diarrhée et de constipation, etc. On comprend qu'en face de tels symptômes l'hésitation soit permise, au moins pour quelque temps. Mais ce qui caractérise l'embarras gastrique, c'est l'irrégularité symptomatique, n'obéissant à aucune règle cyclique, et surtout la spontanéité d'apparition et la rapide disparition sous l'influence d'un traitement approprié, le vomitif.

Les troubles intestinaux donnent lieu à quelques-uns des phénomènes précédents, mais ici, la diarrhée est constante ; c'est une maladie facilement guérissable et qui bien rarement donnera pendant longtemps prise à l'hésitation.

On sait que le plus souvent, les troubles gastriques et intestinaux coexistent (troubles gastro-intestinaux).

La dentition laborieuse doit être immédiatement placée après. Rilliet et Barthez ont spécialement insisté sur l'erreur possible de diagnostic entre les accidents qu'elle détermine et ceux de la méningite aiguë. Cette erreur est au moins aussi facile à faire s'il s'agit de la méningite tuberculeuse. Ici, en effet, l'enfant est la plupart du temps constipé, il a des vomissements, son visage change de couleur; il devient hargneux, méchant et l'on observe chez lui ce regard hostile de la méningite tuberculeuse (Rilliet et Barthez), il crie spontanément et on croirait entendre le cri hydrencéphalique; il peut même s'assoupir, tomber dans une sorte de coma et ressembler absolument à un méningitique. Ce qui écartera de cette idée, c'est d'abord l'examen attentif de la bouche, qui démontrera que les gencives sont enflammées, saillantes et douloureuses au toucher; une salivation abondante existera, et de plus, une série de signes différentiels consiste dans l'intensité et l'irrégularité de la fièvre, dans la coloration très vive de la joue correspondant au côté de la mâchoire où les dents poussent le plus activement (Rilliet et Barthez). Enfin tandis que la méningite tuberculeuse résiste à tout, on voit les symptômes alarmants céder au moindre purgatif, dans l'évolution dentaire.

Là où le diagnostic peut devenir très difficile, c'est lorsqu'en même temps qu'une méningite tuberculeuse se produit ou évolue, l'enfant présente des accidents de dentition difficile. Dans ce cas, c'est par l'examen de tous les appareils, par les anamnestiques et surtout par la marche de la maladie que l'on arrivera bien à la vérité.

L'helminthiase est assez rare dans la première enfance et n'existe que chez les enfants qu'on nourrit mal, auxquels on donne autre chose que du lait; néanmoins quand elle existe, les phénomènes qu'elle provoque peuvent offrir bien des points d'analogie avec les symptômes de la méningite. Comme dans ce cas, il s'agit le plus souvent d'*oxyures vermiculaires,* un examen attentif de l'anus permettra de voir le corps du délit et d'y apporter une guérison rapide.

La pneumonie lobaire aiguë doit être mentionnée; elle offre en effet, dans certains cas, quelques points de ressemblance avec la méningite tuberculeuse, surtout par les convulsions qui chez l'enfant remplacent le frisson initial des adultes; nous avons entendu M. le professeur Damaschino insister sur ce point au lit d'un petit malade âgé de quelques mois et atteint d'une pneumomie franche du sommet droit, affection très rare à cet âge; le diagnostic s'imposait d'une façon absolue, malgré l'absence du frisson initial; mais les convulsions en avaient tenu lieu.

Quelques auteurs (Barrier, Bouchut, West), ont décrit sous le nom de Pseudo-méningite des affections n'ayant de rapport avec la méningite que certains traits cliniques, mais en différant absolument au point de vue de leur nature intime. « La pseudo-méningite est souvent le masque d'une affection qui commence, telle que : pneumonie, angine pultacée, rougeole, variole, etc. Alors, elle débute par des vomissements alimentaires et bilieux, de la constipation, par de violents maux de tête accompagnés de cris, par de la somnolence, du délire et de l'agitation, des soubresauts des membres, bientôt après des convulsions et de la fièvre. Puis les phénomènes cérébraux cessent, la fièvre persiste, et le médecin voit apparaître la maladie réelle.

« Dans une seconde forme, les enfants vomissent, ont de la constipation, se plaignent vivement de la tête, dorment sans cesse, et la fièvre est modérée, le pouls assez fréquent, parfois irrégulier, et cela dure ainsi un certain nombre de jours, avec un état muqueux de la langue et de l'estomac bien caractérisé. Ici, les doutes se prolongent..... Ces cas là, chez les enfants très jeunes sont des exemples de fièvre muqueuse modifiée par l'âge et compliquée d'accidents nerveux ou sont de véritables poussées méningitiques qui avortent et permettent la guérison momentanée au moins. (1) »

Il est donc bien entendu que cette appellation de pseudo-méningite ne repose que sur une analogie symptomatique.

On a prétendu que chez les jeunes enfants dont les fontanelles ne sont pas encore soudées, l'antérieure devient de plus en plus saillante et bombée à mesure que l'hydrocéphalie s'accentue. On y constaterait même une véritable fluctuation : Ce signe n'existe pas dans la pneumonie. On a prétendu aussi (Vogel) que dans la méningite en général, les veines du cuir chevelu se congestionnaient par le fait d'une circulation collatérale exagérée, se produisant grâce aux veines émissaires, et dont le point de départ est dans les veines de la pie-mère et les sinus. On comprend combien ce signe, s'il a une existence réelle, est vague et difficile à

(1) Bouchut. *De la pseudo-méningite. Paris médical*, 28 Mai 1881.

apprécier. On sait enfin que vers 1838, un médecin de Boston, Fischer, a inventé une méthode nouvelle d'auscultation cérébrale qu'il a dénommée la *stéthoscopie cérébrale*. Il a même décrit une œgophonie cérébrale caractérisant les épanchements du cerveau. Cette œgophonie cérébrale s'observerait constamment dans la méningite tuberculeuse. Nous appuyant sur la haute autorité de MM. Barth et Roger et sur celle de nos maîtres, nous dirons que c'est là de la fantaisie clinique et nous ne nous attarderons pas davantage sur ces moyens de diagnostic différentiel qui n'ont et ne peuvent avoir aucune valeur. Les signes stéthoscopiques pulmonaires seront d'un grand secours, on le comprend, pour le diagnostic de la pneumonie du nouveau-né.

La congestion cérébrale est rare chez ce dernier; lorsqu'elle existe, elle pourrait en imposer pour une méningite tuberculeuse; mais ici, l'aspect vultueux de la face, la disparition rapide des accidents et leur mutabilité mettront facilement sur la voie du diagnostic.

Le torticolis postérieur rhumatismal, qui a été mentionné par M. Legroux (1) comme une affection capable de donner prise à une erreur de diagnostic, s'observe beaucoup plus souvent chez l'enfant d'un certain âge que chez le nouveau-né. Cependant son existence est possible et dans ce cas c'est par l'étude attentive des contractures musculaires, des raideurs articulaires, et par l'absence des troubles cérébro-spinaux et des phénomènes réflexes gastro-intestinaux, vaso-moteurs etc., qu'on établira le diagnostic.

La syphilis héréditaire peut donner lieu à un épanche-

(1) Legroux (A). *Du diagnostic entre la méningite tuberculeuse à son début, et le torticolis postérieur rhumatismal aigu chez l'enfant.* (*L'Encéphale*. Paris, 1885.)

ment liquide et intra-crânien qui coïncide avec une conformation spéciale du crâne désignée par Parrot sous le nom de *crâne natiforme*, en même temps que des troubles cérébraux, des convulsions, du coma, des troubles vaso-moteurs et des modifications du pouls et de la respiration etc. On conçoit que dans ces cas on puisse porter le diagnostic de méningite tuberculeuse et commettre une erreur d'autant plus préjudiciable au malade, que d'elle dépend l'omission du traitement spécifique qui l'aurait probablement guéri. Cependant cette erreur ne sera guère que le résultat d'un défaut complet d'observation ; il est, en effet, exceptionnel que dans les cas de ce genre on ne relève pas chez les parents des signes de syphilis, que la mère n'avoue pas la mort de presque tous ses enfants mis au monde avant le petit malade ; d'ailleurs ce dernier présente en général sur les fesses, au pourtour de l'anus, à la plante des pieds, des manifestations secondaires spécifiques ou bien est atteint de troubles viscéraux spéciaux qui mettront sur la voie du diagnostic. On sera puissamment aidé par l'action efficace du traitement spécifique.

Il est facile de concevoir la possibilité d'une erreur de diagnostic entre la méningite tuberculeuse et un tubercule du cerveau, un gliosarcome (1) et les tumeurs cérébrales en général. Celles-ci de nature syphiltique, ou kystique, ou osseuse, ou sanguine, en outre des phénomènes apoplectiformes, donnent lieu à des troubles cérébraux et des troubles réflexes, à des paralysies correspondant à la suppression fonctionnelle d'un territoire cortical ou central parfaitement déterminé du cerveau. C'est là le criterium le plus impor-

(1) Rendu. *Note sur un cas de gliosarcome ayant simulé une méningite tuberculeuse. Bull. et mém. Soc. méd. d. Hôp.* Paris, 1878.

tant pour le diagnostic. A ce point de vue on doit pouvoir classer parmi les tumeurs cérébrales certains dépôts tuberculeux qui se développent dans l'épaisseur des méninges; car elles ne peuvent donner lieu au diagnostic de méningite tuberculeuse, cette dernière affection impliquant l'idée de division, de multiplicité et de petitesse de la lésion initiale; tandis que dans le dépôt tuberculeux auquel nous faisons allusion la lésion est unique, volumineuse, localisée : elle correspond à ce que les anciens appelaient le *dépôt scrofuleux*. Quoique de nature phymatoïde, c'est une véritable tumeur cérébrale au point de vue symptomatique. On doit donc établir un diagnostic différentiel entre ces deux déterminations anatomo-pathologique et clinique du même élément histologique.

Quoique rares, ces tubercules s'observent quelquefois chez l'enfant à la mamelle. Pour notre part, nous en avons vu un cas bien net et fort intéressant chez un enfant de neuf mois dans le service du professeur Damaschino. Cette observation, d'ailleurs, est d'autant plus intéressante qu'à l'autopsie on a découvert en même temps des lésions bien nettes de méningite tuberculeuse; le diagnostic *tubercule du pédoncule droit*, qui avait été porté pendant la vie (il y avait de l'hémiplégie alterne), était en même temps vérifié; voici cette observation :

Coued... (Marie), âgée de neuf mois, entrée à l'hôpital Laënnec, le 12 août 1887. (Serv. du prof. Damaschino, salle Guersant, n° 7.)

Tubercule du pédoncule droit; hémiplégie alterne. Méningite tuberculeuse.

Cette enfant est entrée à la crèche avec une hémiplégie du côté gauche et de la contracture du membre inférieur gauche ; elle criait quand on voulait le lui redresser.

Contracture du membre supérieur moins accusée, et qui a disparu dans les derniers temps.

Paralysie faciale droite; chute de la paupière.

On a observé des phénomènes convulsifs et, en général, les symptômes de la méningite tuberculeuse.

Autopsie. — Rien à noter aux organes thoraciques et abdominaux.

Cerveau. — Dépôt gélatineux sur les méninges et nombreuses granulations tuberculeuses le long des vaisseaux. La coupe du pédoncule cérébral droit permet d'y trouver un gros tubercule ayant envahi la presque totalité de son épaisseur, et déjà ramolli.

En terminant, mentionnons, en y insistant d'une façon un peu spéciale, l'otite des nouveau-nés. C'est une des maladies qui peut le plus donner prise aux erreurs de diagnostic. Cette affection, quoique rare dans le bas âge, peut être observée. Le rocher peut devenir le siège de tuberculose primitive à la suite d'un état général mauvais, ou secondaire à la suite d'une tuberculose voisine ; de plus, il est souvent envahi par une phlegmasie simple, aiguë ou chronique, qui succède toujours à une inflammation de l'oreille interne ou de l'oreille moyenne. Encore ici l'état général et les fièvres éruptives, la rougeole en particulier, jouent un rôle pathogénique prépondérant. Quoi qu'il en soit, l'enfant, atteint d'otite simple ou tuberculeuse, présente un ensemble syndromique qui a les plus grandes analogies avec la méningite tuberculeuse, au moins en tant que phénomènes nerveux directs et réflexes. Ce qui pourra fixer le diagnostic, c'est le rôle effacé de la constipation, la douleur très vive qu'on arrive à déterminer lorsqu'on exerce une pression au voisinage de l'oreille malade, et surtout l'écoulement purulent qui a lieu à ce niveau, et qui macule l'oreiller sur lequel repose la tête du petit malade, de sorte que le diagnostic est pour ainsi dire « inscrit sur l'oreiller », selon l'expression imagée de M. Damaschino.

On comprend, du reste, la possibilité de l'extension aux méninges d'une otite tuberculeuse, et, dans ce cas, la coexistence de la méningite tuberculeuse et d'une otite tuberculeuse ou d'une otite aiguë; nous avons vu un exemple remarquable de ce dernier cas (Obs. X).

Que dire de la méningite aiguë franche, développée chez le nouveau-né? Nous ne voulons pas nier cette entité pathologique que nous n'avons pas observée, et, à ce sujet, nous ne saurions mieux faire que de nous en rapporter à la haute compétence de notre maître, qui en affirme la rareté excessive, et encore a-t-il soin de dire que, lorsqu'elle existe, elle est presque toujours, ainsi que nous le faisions pressentir il y a un instant, la conséquence d'une otite propagée.

Ici les symptômes seront ceux d'une affection aiguë, à évolution rapide; les convulsions, l'hyperesthésie, les contractures, les vomissements, le strabisme se succèderont ou coïncideront avec une fièvre des plus intenses, n'ayant pas un cycle déterminé. La mort arrivera d'une façon bien plus rapide et bien plus inopinée que dans la méningite tuberculeuse.

On voit, par ce qui précède, que le diagnostic de la méningite tuberculeuse, quoique plus difficile à établir dans la première enfance qu'après les quatre ou cinq premières années, n'offrira cependant pas des difficultés insurmontables, surtout lorsqu'on sera imbu de cette idée émise par M. le professeur Damaschino et que nous soutenons ici parce que nous l'avons vue confirmée dans un grand nombre de cas, à savoir que la méningite tuberculeuse des nouveau-nés est beaucoup plus fréquente qu'on ne le croit généralement.

VII

PRONOSTIC, TRAITEMENT.

Camper, professeur de l'Hôtel-Dieu, qualifiait la méningite tuberculeuse de « *immedicabile vitium* »; Guersant nie également la possibilité de la guérison de cette maladie. Nous croyons aussi, avec nos maîtres, que lorsque la tuberculose aiguë revêt la forme de méningite, c'est la mort, le plus souvent à brève échéance. La maladie dure plus ou moins longtemps, à quelques jours ou quelques semaines près, selon que l'état général était bon ou mauvais au moment de l'envahissement des méninges: peut-être aussi, selon que les lésions intéressent une partie plus ou moins importante du cerveau; mais, fatalement, l'enfant finit par succomber.

Nous ne doutons pas de la bonne foi des différents auteurs qui ont déclaré avoir obtenu des cas de guérison; Rilliet lui-même en présente trois observations; mais si, en effet, malgré l'exactitude du diagnostic, on a vu survenir la guérison, qui nous prouve qu'il n'y a pas eu, à quelque temps de là, une récidive mortelle?

Toutefois, malgré ce noir pronostic, il ne faut pas abandonner son malade; on doit au contraire agir énergiquement, surtout au début, où l'on peut toujours lutter, au moins contre les symptômes, alors qu'on est encore aux prises avec les difficultés du diagnostic.

Cependant, il faut bien reconnaître que Robert Whytt avait raison de déclarer la thérapeutique impuissante; car une fois la maladie confirmée, on doit considérer que d'une part la diathèse tuberculeuse suit son cours, et que d'autre part l'organe atteint est le plus important de l'économie, le cerveau : deux choses bien faites pour décourager les plus optimistes.

Le traitement ne saurait donc être que préventif, et quand la maladie est confirmée, palliatif. Lorsqu'un enfant est prédisposé à la tuberculisation méningée, le traitement prophylactique est bien connu et basé uniquement sur une hygiène bien entendue.

Nous n'avons d'ailleurs aucune médication à proposer en dehors de toutes celles qu'on a employées jusqu'ici contre la maladie confirmée.

VIII

OBSERVATIONS.

OBSERVATION I

(PERSONNELLE)

Moir... (Adrien), âgé de *six mois et demi*, entré le 2 août 1886 à l'hôpital Laënnec (service de M. Damaschino, salle Guersant, n° 12).

Antécédents héréditaires.

Les parents, bien portants, ont un autre enfant très nerveux, atteint d'une bronchite suspecte.

Antécédents personnels.

Notre petit malade, très nerveux, sujet à des convulsions passagères et fréquentes, a perdu l'appétit depuis un mois; son entrain habituel a disparu, il est devenu maussade; mais depuis quinze jours surtout il se réveille en proie à une fièvre intense, vomissant et poussant des cris fréquents. Les selles sont normales, sans constipation ni diarrhée. L'enfant dort quelquefois très longtemps d'un sommeil de plomb, ayant des convulsions sans se réveiller. Il dort principalement le jour, passant toutes les nuits sans sommeil, assez tranquille, les yeux grands ouverts et poussant de temps à autre des cris perçants.

État actuel.

2 *août.* — Il entre à la crèche, le pouls est normal; léger strabisme interne; raideur de la nuque; ventre légèrement retracté et raie méningitique. Un peu de constipation; pas de vomissements, pas de cris.

3 *août.* — Le strabisme existe toujours, la constipation aussi; la raideur de la nuque augmente; quelques vomissements.

4 *août.* — Plus de strabisme; pas de convulsions, température normale, raideur de la nuque complète; ventre en bateau.

5 *août.* — Quelques convulsions; cris, somnolence; rougeurs subites de la face. Pouls ralenti et un peu irrégulier; température normale.

6 *août.* — Le strabisme a reparu; pupilles très dilatées; pouls assez fréquent; température normale.

8 *août.* — L'enfant paraît mieux. L'œil est vif; les pupilles sont très dilatées et également dilatées. Cris beaucoup moins fréquents.

9 *août.* — Plus de strabisme; plus de convulsions, plus de dilatation des pupilles; quelques cris seulement ou plutôt des gémissements. Plus d'opisthotonos; quelques vomissements; sommeil très léger. P. 142; T. 37°5.

10 *août.* — Pas de vomissements; P. 144; T. 37°2.

11 *août.* — Depuis hier soir, plusieurs vomissements; l'enfant retombe dans le coma; il promène dans le vague des yeux hagards; cris; P. 138; T. 38°1.

14 *août.* — On voit reparaître le strabisme et les convulsions. Raie méningitique.

15 *août.* — Un peu d'opisthotonos; pas de diarrhée ni de constipation. P. 168; T. 39°.

16 *août.* — Le malade tousse et éternue fréquemment; pouls rapide, strabisme interne des deux côtés; aucun cri, agitation;

17 *août.* — Selles rares en diarrhée noire. Pas de vomissements depuis deux jours.

18 *août.* — Cris pendant toute la nuit; toux; rougeurs subites;

pupilles dilatées; mâchonnement continuel; l'enfant mord ses doigts. P. 170; T. m. 38°6; T. s. 39°6.

19 *août*. — Nombreux râles de bronchite, diarrhée, yeux ternes, pas de cris, opisthotonos. P. 112; T. m. 36°6; T. s. 36°1.

20 *août*. — Même état; mâchonnement.

23 *août*. — Même état; quelques nausées.

24 *août*. — Les yeux sont un peu injectés; cou raide; diarrhée un peu moins abondante; ventre fortement en bateau. Aucun cri, aucun vomissement; l'enfant dort constamment les yeux ouverts.

25 *août*. — Rougeurs disséminées par tout le corps. L'enfant a recommencé à vomir; il prend mal le sein; température normale.

26 *août*. — Vomissements; strabisme interne des deux côtés. Cris, rougeurs subites.

29 *août*. — Convulsions; opisthotonos; diarrhée.

31 *août*. — Constipation; tremblement des mains. T. 37° 3.

Mort pendant la nuit du 31 *août au* 1er *septembre*. Au moment du décès, la température était 38° 2, elle a augmenté pendant les deux heures qui ont suivi. Quelques instants avant sa mort, l'enfant a eu des convulsions très violentes, et a poussé des cris très perçants; il était constipé depuis 24 heures, et il avait vomi quelques filets de sang.

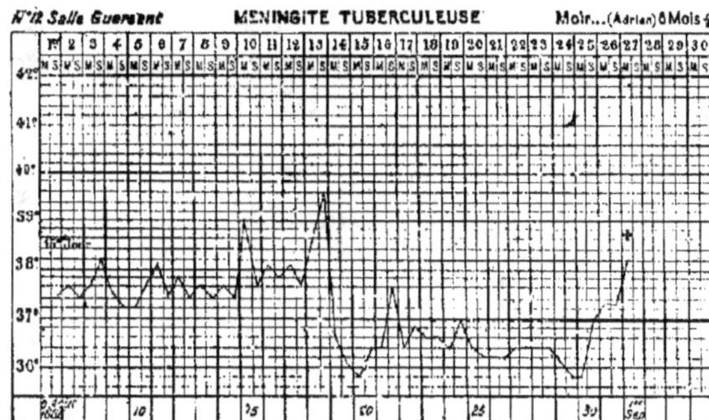

Autopsie.

(2 septembre)

Les lésions portent seulement sur le cerveau. Celui-ci est très volumineux. Il s'échappe du ventricule latéral gauche un jet de liquide transparent et incolore, qu'on peut estimer à une centaine de grammes. On trouve quelques *granulations* le long des vaisseaux. A la base on trouve *un reticulum* assez épais se prolongeant sur la protubérance et sur le bulbe.

OBSERVATION II

(PERSONNELLE)

MAR.. (Léon), âgé de *quatre mois*, entré le 16 septembre 1886 à l'hôpital Laënnec (service de M. Damaschino, salle Guersant n°7).

Antécédents.

Pas de renseignements sur le père.

La mère est très bien portante ; elle a eu quatre autres enfants morts le premier de méningite et les trois autres de bronchite.

Celui qui nous occupe n'a pas été malade jusqu'à présent. Depuis 15 jours il a une diarrhée continuelle mais peu intense, quelques vomissements chaque jour et des convulsions très fréquentes. Il pleure souvent mais sans pousser de cris aigus. Depuis hier seulement il paraît éprouver de la céphalalgie : il porte très souvent la main au front.

État actuel.

16 *septembre*. — La diarrhée est beaucoup plus forte ; l'enfant pousse quelques cris perçants, le cou est raide, convulsions, strabisme. Pouls rapide, T. 39°

17 *septembre*. — Même état général, cependant la température est tombée à 37°.

18 *septembre.* — Le cou est toujours raide ; on ne constate pas la raie méningitique. Vomissements.

19 *septembre.*—L'opisthotonos diminue, moins de diarrhée, cris.

20 *septembre.* — L'enfant n'a pas uriné depuis hier, il est constipé et n'a plus de vomissements.

21 *septembre.* — L'enfant a uriné après l'application d'un cataplasme. Il a été à la selle une fois seulement cette nuit. Convulsions. On ne constate pas de raie méningitique. Quelques petits cris étouffés et peu fréquents. Depuis hier, il dort continuellement, La bouche est embarrassée de mucosités. Pas de vomissements. La température continue à être normale, mais le pouls est petit et fréquent. Baillements fréquents.

22 *septembre.* — Un peu de diarrhée ; n'a pas uriné depuis hier. La température s'abaisse à 36°1.

23 *septembre.* — A uriné cette nuit. Constipation. Pas de vomissements. Le pouls est régulier et lent, mais à peine perceptible. La température est remontée à 36°5.

Mort à trois heures et demie dans la journée, après avoir fait de nombreux efforts pour vomir, mais sans résultat. Toute la journée, le cou a été très raide et projeté en arrière ; cette raideur s'est accentuée au moment de la mort ; on a surpris à ce même moment quelques petites convulsions, à peine perceptibles.

L'enfant n'a vomi qu'une seule fois, pendant son séjour à l'hôpital, c'est le 18 courant.

Autopsie.

(25 septembre)

On ne trouve ni pus, ni fausses membranes, ni reticulum. On constate simplement une forte injection des vaisseaux et quelques granulations.

OBSERVATION III

(Recueillie dans le service de M. Ollivier.)

Bouv... (Hélène), âgée de *huit mois*, entrée le 9 novembre 1887, à l'hôpital des Enfants-Malades (service de M. Ollivier, salle Sainte-Élisabeth, n° 39).

Antécédents héréditaires.

1° Père tuberculeux ;

2° Mère tuberculeuse, très malade depuis quatre mois, a mis au monde quatre filles ;

Une morte de tuberculose ;

Une autre morte au moment de sa dentition ;

Une troisième bien portante ;

La quatrième est notre malade.

Antécédents personnels.

Élevée au sein jusqu'à l'âge de quatre mois ; interruption à cause de la maladie de sa mère.

Cette enfant a eu une ophtalmie en naissant et n'a pas été malade depuis, mais est restée en contact permanent avec sa mère, qui tousse et crache continuellement.

Malade depuis quinze jours ; au début, quelques vomissements et constipation ; plusieurs fois, des convulsions internes ; fièvre, surtout le soir.

État actuel.

10 *novembre*. — Vésicatoire à la nuque. Impossible de lui faire prendre du lait.

11 *novembre*. — Convulsions pendant toute la journée.

12 *novembre.* — Convulsions pendant toute la journée, morte à six heures du soir au milieu de convulsions.

Autopsie.

(14 novembre)

Nous avons procédé nous-même à l'autopsie avec M. Baudouin interne du service, et nous avons trouvé quelques tubercules dans les deux poumons ; ganglions bronchiques volumineux et caséeux ; quelques tubercules sur la face convexe du foie ; tubercules nombreux dans la rate.

En examinant le *cerveau*, nous avons recueilli dans une éprouvette graduée trente-cinq grammes de liquide intraventriculaire.

Hémisphère gauche : exsudat et granulations très nombreuses le long de l'artère sylvienne et le long de la circonvolution du corps calleux. La surface de cet hémisphère est couverte dans presque toute son étendue de granulations, et l'on y voit quelques tubercules gros comme la tête d'une épingle.

Hémorragie au niveau de la partie inférieure de la circonvolution frontale et pariétale ascendante, à trois centimètres environ au-dessous de la scissure de Sylvius.

Hémisphère droit : exsudat et quelques granulations à sa surface, mais en quantité moins notable qu'à gauche.

Le long du Vermis superior, nombreuses granulations tuberculeuses, empiétant un peu sur la partie supérieure des hémisphères cérébelleux.

A la base, exsudat considérable au niveau du chiasma des nerfs optiques.

Toutes les parties centrales sont très ramollies. Quelques tubercules dans l'épaisseur de la dure-mère, du côté gauche.

OBSERVATION IV

Duv... (Estelle), âgée de *quatorze mois*, entrée le 25 avril 1887, à l'hôpital Laënnec (service de M. Damaschino, salle Guersant, n° 20).

Antécédents héréditaires.

Mère traitée pour chloro-anémie à l'âge de douze ans; n'a jamais été malade depuis.

Père atteint d'une pleurésie, il y a deux ans; continue à tousser et à cracher.

Antécédents personnels.

Cette enfant n'a jamais fait de maladie et n'a jamais toussé; mais, au mois d'octobre dernier, la mère s'est aperçue que la première phalange du médius de la main droite augmentait de volume. Quelque temps après, la deuxième phalange était prise; puis, vers le mois de janvier, la première phalange du médius de la main gauche est également devenue plus volumineuse. En même temps, les os de l'avant-bras gauche et le premier métatarsien du pied gauche étaient pris.

Il y a deux mois, l'enfant a commencé à maigrir, et, depuis huit jours, l'appétit a complètement disparu; les liquides même ne sont pas supportés et sont vomis aussitôt ingérés. Constipation opiniâtre; prostration extrême, somnolence permanente. L'affaiblissement est devenu tel que la mère s'est décidée à venir à la crèche.

État actuel.

La fontanelle antérieure n'est pas encore soudée. *Spina Ventosa* du médius de la main droite; la phalange et la phalangine sont seules intéressées, la phalangette ayant conservé son volume et sa mobilité. Lésion identique à l'index de la même main, avec ulcération peu profonde à la face dorsale. Le médius de la main gauche présente les mêmes lésions que son correspondant. A la palpation de l'avant-bras droit, le radius parait plus volumineux à sa partie moyenne.

Au pied droit, *spina ventosa* du premier métatarsien. A la jambe droite, saillie indurée sur la face interne du tibia. Toutes ces parties sont douloureuses au toucher.

Rien à l'auscultation des poumons ni du cœur. Fièvre.

26 *avril*. - Attitude en chien de fusil; léger opisthotonos; prostration; quelques gémissements; constipation. Fièvre.

28 *avril*. — Le ventre est en bateau et les téguments sont ridés; constipation; léger strabisme convergent des deux côtés. Par moment, il survient des rougeurs subites de la face; raie méningitique très accusée. Pouls rapide et irrégulier, on compte 124 battements.

29 *avril*. — Convulsions dans la nuit; les muscles du cou sont très contracturés, et en soulevant la tête, on entraîne le tronc. Convulsions dans les muscles des membres supérieurs; plaintes et cris continuels, surtout quand on touche une partie quelconque du corps; il parait y avoir de l'hyperesthésie. Légère déviation des traits. T. s. 40°.

L'enfant succombe pendant la nuit du 29 au 30. La température a augmenté jusqu'à la fin.

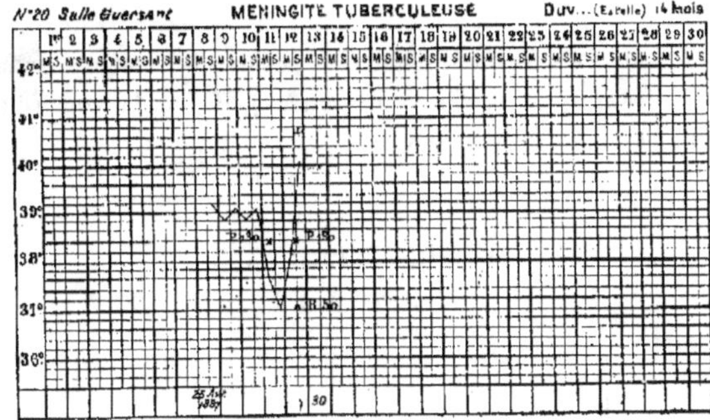

Autopsie

(1er mai)

Cerveau. — En incisant la dure-mère, on voit s'écouler une grande quantité de liquide. Peu de tubercules dans les méninges cérébrales, sauf au niveau de la scissure de Sylvius et le long de l'artère sylvienne. Dans la substance cérébrale et dans le cervelet, on trouve de petites cavités tuberculeuses, pouvant contenir une noisette et renfermant du pus caséeux jaune-verdâtre.

La *moelle* présente une foule de petites granulations visibles à l'œil nu, sur sa périphérie.

Le *foie* et la *rate* présentent de nombreux tubercules de petite et moyenne dimension, disséminés à la surface et à l'intérieur du parenchyme.

Les *ganglions mésentériques* sont gros, engorgés, faisant voir à la coupe une substance d'un blanc grisâtre contenue dans leur intérieur ; aucun n'est suppuré.

Le *poumon gauche* présente dans son lobe supérieur un amas considérable de substance caséeuse. Le reste du poumon gauche et la moitié supérieure du poumon droit sont infiltrés de granulations tuberculeuses. Adhérences des plèvres costale et médiastine. Les ganglions trachéo-bronchiques sont envahis par la tuberculisation ; plusieurs sont remplis de pus et présentent de véritables cavernes.

Tubercules à la pointe du *cœur* et sur la cloison interventriculaire.

Les phalanges, les métacarpiens et les métatarsiens présentent tous les degrés de l'ostéite tuberculeuse, depuis la congestion jusqu'à la suppuration et la caverne.

OBSERVATION V

(PERSONNELLE)

Lepl... (Louise-Marie), âgée de *deux mois*, entrée le 5 octobre 1886 à l'hôpital Laënnec (serv. de M. Damaschino, salle Guersant, n° 19).

Antécédents héréditaires.

Mère assez bien portante.

Le père tousse et crache.

Antécédents personnels.

Cette enfant est venue à terme ; élevée au sein, n'a jamais été malade jusqu'à présent. La mère l'a confiée, il y a quinze jours, à la crèche de Grenelle, où la maladie s'est déclarée : ventre ballonné, diarrhée, fièvre pendant trois jours ; pas de vomissements, mais insomnie complète et cris très fréquents ; cependant elle tétait bien. Après trois jours, elle a cessé de crier ; la fièvre est tombée et les extrémités sont devenues froides. L'insomnie a persisté ainsi que la diarrhée : cinq ou six garde-robes d'un vert-foncé par jour. Convulsions.

État actuel.

5 *octobre*. — A son entrée à la crèche les convulsions ont cessé ; plus de cris ; la diarrhée est toujours verte, mais moins abondante. Les extrémités sont froides ; le ventre n'est pas ballonné, cependant il n'est pas rétracté ; pas de vomissements ; l'enfant paraît souffrir, mais il tète bien.

6 *octobre*. — Même état, nuit assez bonne ; a très bien pris le sein.

7 *octobre*. — Nuit tranquille ; la diarrhée a cessé ; pas de cris, pas de convulsions. L'enfant paraît ne plus souffrir, mais refuse le sein.

8 *octobre*. — Meurt à une heure de l'après-midi, sans cris ni manifestations de douleur. Pas de diarrhée. N'a jamais eu de vomissements et la température est restée normale pendant tout son séjour à la crèche.

Autopsie.

(10 octobre)

Granulations tuberculeuses assez abondantes sur la surface des méninges. Liquide ventriculaire très peu abondant.

OBSERVATION VI

DUM... (Lucienne), âgée de *sept mois*, entrée le 21 avril 1883 à l'Hôpital Laënnec (service de M. Damaschino, salle Guersant, n° 13).

Antécédents héréditaires.

Père bien portant, mère d'une constitution vigoureuse. N'ont pas eu d'autre enfant.

Antécédents personnels.

Née le 20 septembre 1882. Nourrie au sein. Il y a trois mois, elle est entrée salle Guersant pour une bronchite dont elle a été guérie. Mais depuis ce temps son état général est resté mauvais. Il y a 12 jours elle a commencé à vomir des matières vertes; et les vomissements ont persisté pendant plusieurs jours, se renouvelant trois et quatre fois par jour. Elle est généralement constipée, avec des alternatives de diarrhée. — Elle ne tousse presque pas et n'a pas de convulsions; elle présente les apparences de la santé.

État actuel.

21 *avril*. — A l'auscultation de la base gauche on perçoit un souffle expiratoire très net, avec bronchophonie.

24 *avril*. — Le souffle a disparu, râles sous-crépitants en petit nombre, disséminés dans le poumon gauche.

28 *avril*. — Au sommet gauche, renversement du rythme respiratoire. Quelques râles sous-crépitants, surtout à la base gauche.

29 *avril*. — Le facies de l'enfant, jusqu'ici normal a changé d'aspect ; alternatives de rougeur et de pâleur; l'œil gauche est imparfaitement voilé par la chute de la paupière supérieure, et le

globe oculaire est animé de mouvements convulsifs. L'enfant gémit continuellement mais ne pousse pas de cris aigus.

30 *avril*. — L'enfant est dans un demi-coma et présente toujours les mêmes signes à l'auscultation; mais il y a une modification dans le rythme respiratoire. De temps à autre la petite malade fait une inspiration profonde, plaintive qui dure trois ou quatre secondes : il semble que la poitrine est oppressée par un poids dont elle cherche à se débarrasser. Cet appel d'air est suivi d'un repos qui dure trois, quatre ou cinq secondes, puis viennent quelques inspirations plus rapprochées, suivies d'un nouveau soupir semblable au précédent. Pas de raie méningitique.

4 *mai*. — L'enfant est dans le coma le plus absolu, les bras étendus au-dessus de la tête. Elle a maigri considérablement; le ventre est en bateau. Les signes stéthoscopiques ont disparu presque complètement.

7 *mai*. — Mort survenue dans le coma.

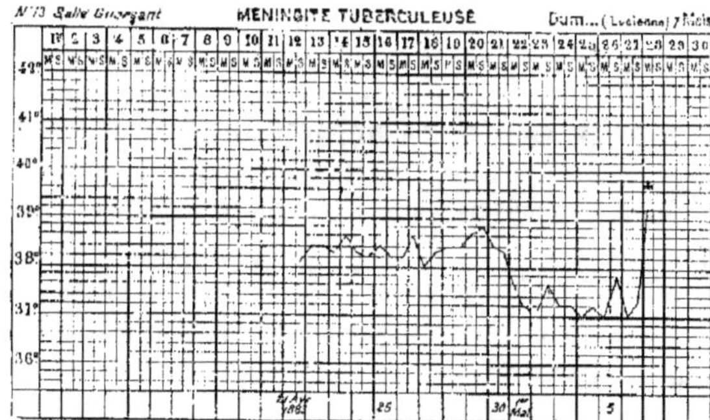

Autopsie.

On constate que les méninges assez adhérentes à la voûte crânienne, sont le siège d'une injection vasculaire très marquée. Les mailles du réseau artériel et veineux paraissent plus serrées et la trame de la membrane est épaissie.

Tout le long des vaisseaux sont disséminées des *granulations tuberculeuses* grosses comme des têtes d'épingles. Ces granulations grises sont également observées sur toute la surface de la pie-mère.

Il y a de plus un épanchement ventriculaire, qui peut être évalué à quarante grammes environ.

Les poumons sont le siège d'une forte congestion surtout à la base et en arrière. Le poumon gauche présente de plus au sommet quelques noyaux de broncho-pneumonie.

Rien dans les autres viscères.

OBSERVATION VII.

(PERSONNELLE).

God... (Albert), âgé de *onze mois*, entré le 13 novembre 1886 à l'hôpital Laënnec (service de M. Damaschino, salle Guersant, n° 18).

Antécédents héréditaires.

Le père tousse depuis trois ans, n'a pas maigri, n'a pas craché de sang.

La mère est très fatiguée, elle n'a que cet enfant. Ne tousse pas, n'a pas craché de sang. L'auscultation du poumon droit révèle une induration du sommet.

Antécédents personnels.

Cet enfant est venu à terme; il n'a aucune trace de rachitisme; le quartier où il a été élevé est malsain. Il a eu un rhume de peu de durée vers l'âge de trois mois et depuis n'a pas toussé; il est même devenu très fort et très gai. Mais depuis douze jours, il est taciturne, ne veut plus jouer, ni voir d'autres personnes que sa mère. Le moindre bruit l'énerve, surtout les cris d'autres enfants. Ses yeux sont constamment demi-clos; il agite sans cesse les jambes et de ses mains déchire le sein quand on le lui donne. Il tète peu, reste le plus souvent au lit mais dort à peine. Parfois la tête est renversée en arrière, la face est immobile, les yeux regardent dans le vide, et la bouche est entr'ouverte. Toux assez fréquente depuis quatre jours; en même temps cris aigus répétés toutes les cinq minutes. A ce moment la mère s'est aperçue d'une légère tuméfaction au niveau de la fontanelle bregmatique non encore soudée complètement. Cette grosseur existe encore.

Dès le début, il y a eu de la fièvre et de la constipation. On lui a fait prendre du calomel, et on a ainsi obtenu deux ou trois selles.

État actuel.

13 *novembre*. — Diarrhée verte assez abondante.

Température du soir : 37°8.

14 *novembre*. — Température du matin : 37°8.

Température du soir : 37°6.

15 *novembre*. — Opisthotonos. La langue est immobile dans la bouche et couverte d'une épaisse couche de muguet. Les yeux, demi-ouverts, sont à peu près fixes. Le simple attouchement de la figure y amène une vive rougeur, analogue à celle de la raie méningitique que l'on produit très nettement sur l'abdomen. Température du soir : 39°2. P. 135 ; R. 40.

16 *novembre*. — L'enfant n'a presque pas dormi. Quelques cris hier soir. Il s'est plaint et a toussé toute la nuit. Il prend peu de lait. Les extrémités sont froides, les mouvements continus des jambes sont bien moins amples et deviennent moins fréquents. Diarrhée verte.

T. m. 38°4 ; T. s. 39°2 ; P. 140 ; R. 54.

L'enfant est mort, pendant la nuit du 16 au 17, après un accès de dyspnée très intense. Il a poussé quelques cris et a fait à peine quelques mouvements.

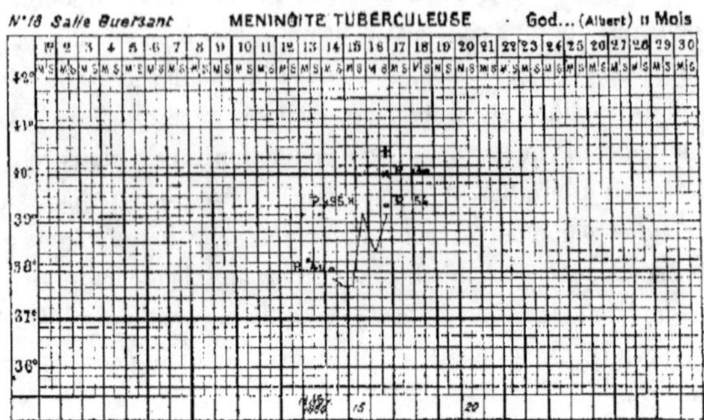

Autopsie.

Nombreuses fausses membranes formant un réticulum à la base de l'encéphale. Quelques granulations tuberculeuses dans les sillons et surtout dans les scissures de Sylvius. La substance cérébrale s'étant rompue au niveau des ventricules latéraux, il s'en échappe un liquide incolore et transparent qu'on peut évaluer à quatre-vingts grammes.

OBSERVATION VIII

(Communiquée par le docteur Picaud, de Nontron.)

Raoul X..., âgé de *dix mois et demi*. Enfant tuberculeux ; six frères ou sœurs tuberculeux, son père a eu des hémoptysies abondantes. La mère seule paraît jouir d'une assez bonne santé.

13 *décembre* 1878. -- Malaise et vomissements tout d'abord attribués au travail de la dentition.

14 *décembre*. — Les vomissements persistent ; de la constipation est survenue.

24 *décembre*. — Incision des gencives. A la constipation et aux

vomissements sont venus s'ajouter un grand nombre d'autres symptômes qui ont fait porter le diagnostic de méningite tuberculeuse : convulsions assez fréquentes, opisthotonos très marqué, quelques cris perçants de temps à autre, fièvre par intermittence, regard immobile et fixe, œil largement ouvert. La tête paraissait même avoir légèrement augmenté de volume ; le ventre était très déprimé. Raie méningitique.

19 *février* 1879. — Strabisme convergent très nettement marqué des deux côtés. En présence de ce dernier symptôme, plus d'hésitation. Mais, quelques jours après, tous ces symptômes avaient disparu successivement, et l'enfant avait repris son état de santé ordinaire. Pour tout le monde il était guéri.

Sept mois plus tard, le 9 septembre 1879, dans l'après-midi, on vint chercher en toute hâte le docteur Picaud. Depuis le matin, l'enfant était maladif. Après quelques cris provoqués par la céphalée, il avait été pris subitement de convulsions vers quatre heures de l'après-midi, puis était tombé dans le coma. Malgré les frictions, les synapismes et tous les soins intelligents prodigués par les parents, la mort était survenue avant l'arrivée du docteur.

Exceptionnellement, nous avons manqué à la règle absolue que nous nous étions tracée, de ne présenter que des observations vérifiées par l'autopsie.

Ici, d'ailleurs, les symptômes de méningite tuberculeuse sont parfaitement nets, et nous espérons qu'on fera le bon accueil qu'elle mérite à cette observation de notre ami le docteur Picaud, à cause de son utilité au point de vue du diagnostic et du pronostic.

OBSERVATION IX

Pet... (Jeannette), âgée de *vingt mois*, entrée le 24 mars 1887, à l'hôpital Laënnec (service de M. Damaschino, salle Guersant, n° 13).

Antécédents.

Père en bonne santé ;

Mère tuberculeuse.

Cette enfant tousse depuis quelque temps, — environ dix jours, — et vomit quelquefois ; a perdu son entrain habituel, l'appétit a disparu ; nuits agitées.

État actuel.

25 *mars*. — Nuit agitée ; toux, vomissements, cris, pas de constipation ni de diarrhée ; on lui administre un vomitif.

26 *mars*. — Légère constipation ; un peu de prostration.

30 *mars*. — Décubitus dorsal ; plus de vomissements ; légère constipation ; prostration extrême ; l'enfant n'entend plus sa mère et reste indifférent à tout ce qui l'entoure ; les yeux sont largement ouverts et déviés tantôt en dehors, tantôt en dedans. Convulsions.

2 *avril*. — Inégalité pupillaire très marquée ; la pupille gauche est plus dilatée que la droite.

6 *avril*. — Respiration haletante ; on compte 54 inspirations ; P. 144.

7 *avril*. — La respiration devient plus saccadée ; elle prend le type de Cheyne-Stokes ; la malade pousse de temps à autre des cris plaintifs. R. 54 ; P. 174. On constate quelques plaques de muguet à la pointe de la langue. Nuit sans sommeil.

8 *avril*. — Nuit un peu meilleure ; les yeux sont entr'ouverts ; la pupille est plus dilatée à gauche qu'à droite ; assez bon appétit, pas de vomissements ; pas de constipation ; dyspnée ; R. 48 ; P. 174.

9 *avril*. — L'enfant est d'une pâleur extrême ; il est couché sur le dos et ne fait aucun mouvement. Le phénomène de Cheyne-Stokes est de plus en plus marqué. Les membres sont dans la résolution complète, ils retombent flasques, lorsqu'on les soulève. R. 48 ; P. 150.

Morte le 10 avril.

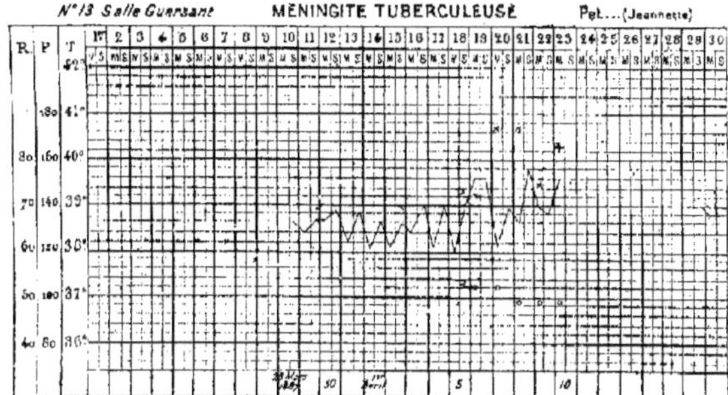

Autopsie.

Liquide intraventriculaire très abondant et clair. Peu d'adhérence de la pie-mère au cerveau. La pie-mère présente des granulations très abondantes et très visibles, surtout au niveau de la base, dans la scissure de Sylvius, le long de l'artère sylvienne.

Poumon droit. — Granulations abondantes.

Poumon gauche. — Granulations tuberculeuses dans le lobe inférieur ; le lobe supérieur est rempli par une matière caséeuse formant une masse considérable.

OBSERVATION X

(Recueillie par M. Potherat, interne du service.)

Maz... (Pierre), âgé de *seize mois*, entré le 15 novembre 1887 à l'hôpital Laënnec (service de M. Damaschino, salle Guersant, n° 7).

Antécédents.

Parents bien portants. Aucune névrose dans la famille.

A l'âge de trois semaines, convulsions et diarrhée. Depuis il se portait bien, lorsqu'il y a quinze jours, il a commencé à tousser un peu et à vomir son lait plusieurs fois par jour.

État actuel.

Actuellement l'enfant tousse un peu et vomit son lait mélangé de spume verdâtre. Pas de diarrhée. T. 37° 2.

A l'auscultation des poumons, rien de bien net. Au cœur, rien d'anormal. Le pouls est assez fréquent et régulier.

17 *novembre*. — Vomissements. Même état général mauvais. T. m. 36° 4. T. s. 37° 2.

18 *novembre*. — État comateux. T. m. 36° 6 ; T. s. 37° 1 ; P. 92 ; R. 36.

19 *novembre*. — Coma. Pas de vomissements. T. m. 36° 4 ; T. s. 36° 6 ; P. 128 ; R. 28.

20 *novembre*. — T. m. 38° ; T. s. 38° 6 ; P. 137 ; R. 23.

21 *novembre*. — Plus de vomissements ; écoulement de pus par l'oreille gauche ; regard vitreux ; strabisme externe et élévation des yeux : les pupilles disparaissent presque entièrement sous les paupières supérieures. Membres inférieurs fléchis sur l'abdomen : attitude en chien de fusil. Raie méningitique. Quelques gémissements. T. m. 37° 8, T. s. 37° 1 ; P. 104 ; R. 16.

22 *novembre*. — Les vomissements n'ont pas reparu ; convulsions, contracture des membres, quelques gémissements, le petit malade passe souvent la main devant son visage comme pour écarter quelque chose. Rougeurs subites de temps à autre, opisthotonos. T. m. 36° 6, T. s. 36° 2 ; P. 128 ; R. 24.

23 *novembre*. — L'écoulement par l'oreille gauche est très abondant. État comateux ; convulsions assez fréquentes ; l'enfant pousse assez souvent des soupirs ; pas de cris. Il grince constamment des dents ; impossibilité absolue de le faire boire ; il serre convulsivement les poings. Le ventre est déprimé ; raie méningitique très accusée. La commissure gauche des lèvres est légèrement abaissée ; léger strabisme externe ; opisthotonos. T. m. et s. 36° 1 ; P. 120 ; R. 23.

24 *novembre*. — L'écoulement d'oreille est plus abondant et

plus épais. Légère épistaxis; grincement des dents et tremblement convulsif des membres supérieurs. Constipation. Œil de plus en plus vitreux; langue très blanche et épaisse. Rougeurs subites; pas de cris, quelques plaintes. P. 98; très irrégulier, rythme analogue à celui de la respiration de Cheyne-Stockes; R. 19; rythme de Cheyne-Stockes. T. m. 37°2, T. s. 37°.

25 *novembre.* — Convulsions. T. m. 36°4; T. s. 36°; P. 115; R. 24.

26 *novembre.* — Mêmes symptômes. L'état général est de plus en plus mauvais. T. m. 38°; T. s. 36°.

27 *novembre.* — Résolution complète, les jambes étendues. Depuis minuit, l'enfant a eu des convulsions. Depuis ce matin, œil fixe et vitreux. Pas de réflexe oculaire, paupière immobile. Commissures labiales remplies d'écume. Teint verdâtre. Ventre un peu ballonné, plus de raie méningitique. Dyspnée, tirage considérable sus et sous-sternal. La respiration et le pouls se sont considérablement accélérés.

T. à 8 h. du matin 41° 1.

T. à 11 h. du matin, 41°8 au moment de la mort.

L'enfant s'est éteint en poussant un long soupir. Quelques minutes avant la mort, P. 200; R. 44.

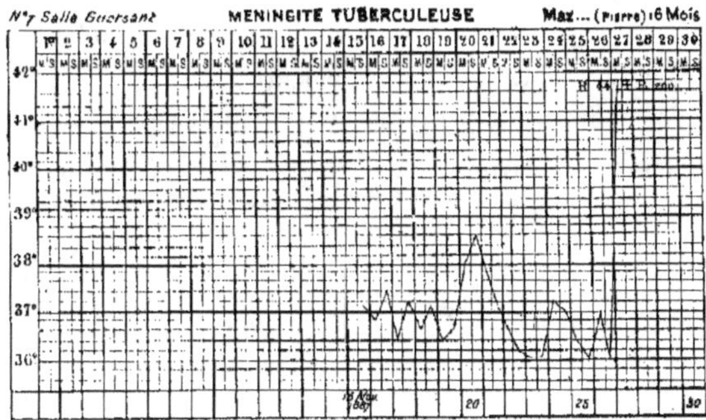

Autopsie.

(28 novembre)

A l'ouverture de la cavité crânienne et de la dure-mère, il s'écoule environ 80 grammes de liquide citrin et fluide. La dure-mère ne présente pas de granulations par sa face interne.

Cerveau. — La face inférieure au niveau du *Chiasma* des nerfs optiques et des *lobes frontaux*, le long des *bandelettes olfactives*, présente un *exsudat* blanchâtre, louche, comme gélatineux, emprisonné dans la cavité arachnoïdienne. Nombreuses granulations au niveau du *girus rectus*. *Exsudat* au niveau du *Vermis inferior*, et dans la *scissure de Sylvius* entre les faces inférieures des lobes frontal et pariétal.

Granulations nombreuses disséminées sur la partie supérieure de la face convexe des deux hémisphères, surtout visibles le long des vaisseaux ; on trouve également quelques points d'exsudat. Les vaisseaux sont injectés.

Granulations assez abondantes sur la face interne des deux hémisphères, au dessus du *corps calleux*.

Poumons et plèvres. — Granulations nombreuses sur la plèvre costale pariétale droite et sur la plèvre diaphragmatique du même côté. Cette dernière en est littéralement criblée. Pas de granulations à gauche.

Les poumons ne présentent pas de tubercules, sauf quelques nodosités disséminées dans le sommet droit.

Foie. — Sa face convexe surtout est parsemée de nombreux tubercules.

Rate. — Nombreuses granulations tuberculeuses sur ses deux faces.

Cœur. — Rien d'anormal.

Oreille gauche. — Nous avons terminé l'examen nécroscopique par une coupe du *rocher* : L'oreille interne et le conduit auditif sont parfaitement sains, mais nous avons trouvé du pus dans l'oreille moyenne.

OBSERVATION XI

(*Thèse de Queyrat*, 1886. Page 62.)

Cav...(Maurice), âgé de *trois mois*, entré le 31 décembre 1885, à l'hôpital Tenon (service de M. Landouzy, salle Valleix, n° 18).

Antécédents héréditaires.

1° *Le père*, phtisique à la troisième période, actuellement en traitement à la Pitié, dans le service de M. le professeur Jaccoud (salle Jenner, n° 55).

2° *La mère*, âgée de trente-neuf ans, ménagère ; sans aucun antécédent héréditaire, ni personnel. Très robuste, très bien portante. A eu à trente-six, puis à trente-sept ans, deux grossesses, qui n'ont abouti, l'une et l'autre, qu'à deux fausses couches de deux et trois mois.

Antécédents personnels.

Venu à terme, nourri au sein par sa mère. Est malade depuis un mois, grognon, souffrant, toussant un peu. Le mercredi 30 décembre, il a été pris de convulsions ; c'est ce qui a décidé sa mère à l'amener à la crèche.

État actuel.

Enfant assez vigoureux. Ayant une fièvre intense (39°8) et une monoplégie portant sur le membre supérieur gauche. Pas d'inégalité pupillaire. Pouls fréquent, régulier. A l'examen du thorax, quelques râles sibilants fins.

3 *janvier* 1886. — Vomissements.

Dans la nuit du 7, il a plusieurs crises convulsives.

8 *au matin*. — Nouvelle crise convulsive qui dure une demi-heure. Le membre supérieur droit se paralyse à son tour. Déviation conjugée de la tête et des yeux à droite.

Diagnostic. — Méningite tuberculeuse.

9 *janvier.* — Diarrhée abondante.

10 *janvier.* — Nouvelles convulsions épileptiformes, limitées aux membres supérieurs.

11 *janvier.* — Coma et mort.

Autopsie.

A l'ouverture de la cavité crânienne, on trouve, au-dessus du feuillet arachnoïdien, un caillot sanguin large, étalé, pesant trente grammes et répondant au lobe fronto-pariétal gauche.

A la coupe transversale du cerveau, le ventricule latéral gauche apparait rempli de sang. Les caillots sanguins se prolongent par l'intermédiaire du trou de Monro avec le ventricule moyen qu'ils remplissent, puis de là pénètrent par l'aqueduc de Sylvius dans le quatrième ventricule où ils constituent une masse triangulaire à sommet supérieur.

Du quatrième ventricule, le sang a fusé sous la pie-mère cérébelleuse et formé là, au niveau du *Vermis inferior*, une collection des dimensions d'une pièce de cinquante centimes. La pie-mère cérébelleuse est injectée de sang, particulièrement au niveau du bord postérieur de l'hémisphère cérébelleux droit. La partie antérieure du ventricule latéral gauche est réduite à l'état de bouillie, et l'on voit l'épanchement sanguin faire irruption au dehors et former saillie au niveau de la scissure interhémisphérique pour de là s'insinuer au-dessous de la pie-mère des lobes frontaux droit et surtout gauche.

Sur le trajet de la sylvienne droite se trouve un véritable semis de *granulations tuberculeuses*, ayant à peu près, pour la plupart, le volume d'un grain de mil. Les granulations sont surtout abondantes au niveau de la scissure de Sylvius, et elles se prolongent en suivant le trajet des vaisseaux le long de la scissure rolandique. Çà et là les granulations apparaissent baignées dans un *exsudat purulent*.

Même exsudat purulent avec granulations tuberculeuses au niveau de la scissure de Sylvius du côté gauche.

A *l'ouverture du thorax*, pas de liquide dans les plèvres, pas d'adhérences pleurales.

Les *deux poumons* sont littéralement farcis de granulations miliaires ; sur le bord postérieur du poumon droit, se voit un *gros tubercule caséeux* du volume d'une petite noisette.

Adénopathie trachéo-bronchique.

Pas de péritonite, pas d'ascite.

Le *foie*, la *rate* et les deux *reins* sont parsemés de granulations tuberculeuses.

Rien du côté du *péricarde* pariétal. En revanche, sous le *péricarde viscéral*, nous trouvons, au niveau de l'auricule gauche, une granulation et, presque à la pointe du cœur, six granulations tuberculeuses. Deux granulations dans la paroi antérieure du ventricule droit, en plein myocarde.

Nombreuses ulcérations sur toute l'étendue de *l'intestin grêle*.

Toutes ces pièces ont été présentées à la Société anatomique le 15 janvier 1886.

OBSERVATION XII

(PERSONNELLE)

Mou... (Georgette), âgée de *deux ans*, entrée le 6 février 1885, à l'hôpital Trousseau (service de M. d'Heilly, salle Valleix, n° 4).

Les parents sont bien portants. Il y a environ dix jours, cette enfant a présenté une certaine gêne respiratoire pendant trois ou quatre jours ; à ce moment, elle a été prise de vomissements continuels, sans efforts, et elle a commencé à tousser. Depuis, elle a rapidement maigri, l'appétit a disparu et le sommeil est très agité. Constipation depuis deux jours ; pas d'épistaxis, pas de fièvre.

État actuel.

6 *février*. — Rien au poumon ni au cœur ; pouls régulier, mais un peu faible. Langue blanchâtre ; le ventre n'est pas ballonné et ne présente aucune tache. Pas de fièvre.

7 *février*. — La température s'est un peu élevée ; vomissements ; l'enfant ne manifeste aucun signe de douleur.

9 *février*. — La malade est dans un état d'assoupissement presque constant et passe très souvent la main devant son front, qui paraît être le siège d'une violente douleur. Photophobie très manifeste, pas de strabisme. Les vomissements continuent et la constipation persiste, malgré les purgatifs. Le pouls est irrégulier et devenu moins fréquent.

10 *février*. — Les vomissements ne se sont pas produits depuis hier. Le pouls est très irrégulier ; le ventre est un peu douloureux à la pression.

11 *février*. — Pendant la nuit, la malade a poussé des cris perçants ; elle est couchée en chien de fusil, la tête enfoncée dans les draps ; photophobie ; raie méningitique très nette. Constipation opiniâtre.

13 *février*. — Les cris hydrencéphaliques sont moins fréquents ; grincements de dents ; pas de convulsions ; la constipation a disparu, il existe même un peu de diarrhée.

14 *février*. — Plus de photophobie ni de cris hydrencéphaliques.

15 *février*. — L'enfant passe continuellement les mains devant son front. Inégalité pupillaire et strabisme ; rougeurs subites et fugaces du visage ; ventre en bateau. Le pouls est très irrégulier et petit. Paralysie du bras gauche.

Dans la soirée, la malade est prise de convulsions par tout le corps, mais surtout à la face et aux membres ; les pupilles sont inégales, les paupières tombantes et le regard éteint. Le visage prend des teintes violacées, et le pouls devient très fréquent et la respiration rapide.

16 *février*. — Morte à cinq heures du matin au milieu d'une attaque convulsive.

Autopsie.

L'examen du cerveau fait découvrir à la face viscérale des méninges de petites granulations grisâtres, clairsemées en certains endroits, et formant dans d'autres de véritables îlots ; elles sont surtout abondantes le long des vaisseaux et s'étendent, mais en moindre quantité, jusque sur la face convexe des hémisphères cérébraux.

Au niveau des granulations, on distingue une sorte de piqueté rougeâtre de la substance grise, qui est ramollie et adhérente.

La pie-mère présente quelques adhérences ; elle est recouverte d'un exsudat gélatiniforme qui s'étale en travées entre les circonvolutions.

Les poumons et le péritoine sont parsemés de quelques granulations.

OBSERVATION XIII

(Recueillie dans le service de M. Ollivier.)

Ler... (Berthe), âgée de *treize mois*, entrée le 24 novembre 1887, à l'hôpital des Enfants-Malades (service de M. Ollivier, salle Sainte-Élisabeth, n° 36).

Antécédents héréditaires.

Père. — Quarante-quatre ans, atteint d'une bronchite ; trois sœurs bien portantes, une morte de la poitrine.

Mère. — Trente-six ans, bronchite depuis trois ans ; tousse beaucoup ; hémoptysies peu abondantes tous les mois. — Deux frères morts de la poitrine ? un troisième tousse beaucoup. — Une sœur morte de tuberculose pulmonaire.

Cette femme a fait une fausse couche et elle a eu onze enfants.

1. Fille morte à l'âge de un mois.
2. Garçon mort, à cinq ans et demi, du croup.
3. Garçon, mort d'une *méningite*, à quinze mois.
4. Garçon, treize ans et demi ; actuellement bien portant ; forte bronchite à l'âge de six ans.
5. Garçon, mort d'une *méningite*, à quinze mois.
6. Fille, morte du croup, à neuf mois.
7. Fille, morte d'une *méningite*, à vingt et un mois.
8. Fille, morte d'une *méningite?* à dix-huit mois.
9. Fille, morte à quatre mois, en nourrice : *méningite?*
10. Fille, morte à un mois, en nourrice : *méningite?*
11. Fille, notre malade.

Antécédents personnels.

Élevée au biberon jusqu'à l'âge de neuf mois, en Normandie. A cette époque, la mère l'a prise avec elle pendant six semaines, puis l'a mise chez une nourrice, à Suresnes.

Il y a huit jours, l'enfant, généralement gaie, a subitement changé de caractère ; elle est tombée dans un état de somnolence qui a persisté jusque maintenant ; elle balance continuellement la tête et y porte fréquemment la main. Nausées, inappétence, toux, selles régulières.

État actuel.

25 *novembre*. — L'enfant est grognon, elle a la tête brûlante et la remue continuellement ; la peau est chaude ; abattement ; attitude en chien de fusil. Pas de vomissements ; selles un peu molles, presque diarrhéïques. Sensibilité normale ; pupilles légèrement dilatées ; cris brefs et aigus se répétant de temps à autre. Insomnie.

Rien aux poumons ni au cœur. On constate à la partie postérieure de la jambe droite trois plaies bourgeonnantes et indolores, présentant les caractères d'ulcérations tuberculeuses.

28 *novembre*. — L'enfant paraît un peu plus éveillée; elle présente d'ailleurs les mêmes symptômes. La température se maintient à 38°.

29 *novembre*. — Redevenue grognon; attitude en chien de fusil. En plusieurs endroits, les gencives sont rouges et surélevées; on sent quelques dents prêtes à sortir. Traitement : Bromure de potassium.

1er *décembre*. — Mâchonnement fréquent; on surprend un léger strabisme à certains moments; regard immobile; raie méningitique; ballonnement du ventre. Pas de contractures, pas de troubles de la sensibilité.

2 *décembre*. — L'enfant est plongée dons la torpeur; aucun cri, aucun mouvement; les yeux sont continuellement fermés; les pupilles ont de la tendance à se resserrer. Rien aux poumons. P. 112; R. 45; T. s. 40°. (Vésicatoire à la nuque).

3 *décembre*. — Nuit sans sommeil; cris; mâchonnement; photophobie, elle se blottit sous la converture.

4 *décembre*. — Le ventre paraît moins ballonné, diarrhée; prostration, attitude en chien de fusil; l'enfant tousse : quelques râles sibilants en arrière. La photophobie persiste.

5 *décembre*. — Cris au moindre attouchement; pupilles un peu dilatées, surtout la gauche; raie méningitique lente à se produire.

6 *décembre*. — Diarrhée abondante.

7 *décembre*. — Toux continuelle; quelques râles sous-crépitants et humides surtout à gauche; anesthésie très marquée aux deux bras, mâchonnement. P. 160; régulier.

9 *décembre*. — Cris, agitation, mouvements continuels des membres, yeux hagards. P. 160; régulier.

10 *décembre*. — Coma, cris, mâchonnement, léger strabisme, raie méningitique. P. 152, petit, régulier.

Diarrhée; escharres aux fesses.

11 *décembre*. — Diarrhée; P. 144; petit et irrégulier, dépressible. Respiration irrégulière de Cheyne-Stokes.

13 *décembre*. — La malade a quitté l'attitude en chien de fusil pour prendre le decubitus dorsal. Agitation, cris, coloration

passagère des pommettes; diarrhée, amaigrissement notable. P. 160; R. 52; type de Cheyne-Stokes.

14 *décembre.* — Diarrhée abondante, le ventre est ballonné; l'amaigrissement fait de rapides progrès. Coma et résolution générale. P. 160; irrégulier, filiforme, à peine perceptible.

15 *décembre.* — On sent à peine le pouls. Même état, mâchonnement. Râles crépitants nombreux dans toute l'étendue des deux poumons, en arrière, et surtout à la base; quelques râles humides. Vésicatoire, ventouses.

16 *décembre.* — Yeux vitreux; deux vomissements glaireux, un peu verdâtres, très pénibles. Les signes de granulie sont très nets. Ventre ballonné, diarrhée; R. 46; fréquente et irrégulière, pénible. On ne sent plus le pouls. T. 38°.

Morte dans la matinée, sans secousses.

La température a toujours oscillé autour de 38°.

Autopsie.

Thorax. — *Poumon gauche* : fortes adhérences; la plèvre costale est criblée de granulations tuberculeuses dans toute son étendue. Le lobe inférieur est retracté et parsemé de tubercules formant une masse caséeuse très dure. Le reste est criblé de granulations. La plèvre diaphragmatique couverte de granulations est très adhérente.

A *droite*, granulations nombreuses sur la plèvre costale, surtout le long de la colonne vertébrale.

Ganglions trachéo-bronchiques énormes et caséeux.

Abdomen. — Liquide citrin très abondant.

Ganglions mésentériques gros et caséeux.

Foie. — Tubercules très nombreux sur les deux faces.

Rein. — Normal.

Rate. — Enorme, criblée de granulations sur ses faces et à la coupe.

Cerveau. — La dure-mère est très adhérente au crâne. Œdème généralisé de toute la surface convexe des deux hémisphères; on y découvre quelques granulations de la grosseur d'un grain de mil.

Liquide intraventriculaire rosé recueilli dans une éprouvette graduée : 150 grammes.

Base. — Quelques granulations çà et là ; les vaisseaux sont injectés ; exsudat très net seulement au niveau et dans le fond de la scissure de Sylvius, entourant les vaisseaux sylviens.

Examen microscopique des granulations.

OBSERVATION XIV

Landouzy (*Rev. de Méd.*, 10 mai 1887).

F... (Melina), est apportée salle Valleix n° 12, le 6 avril 1887, par sa mère qui la nourrit exclusivement au sein, née le 7 janvier 1887.

Père, inconnu et bien portant.

Mère, quarante-six ans, journalière, veuve d'un premier mari mort de tuberculose, séparée d'un second mari, ayant vécu seulement quelques mois avec le père de l'enfant. Fatiguée, amaigrie depuis son dernier enfant, comme elle ne l'a jamais été pendant sa grossesse et ses nourritures antérieures ; signes fonctionnels de tuberculose commençante ; signes physiques d'induration du sommet droit.

Sœur, morte deux jours après sa naissance ;

Sœur, dix-neuf ans, bien portante ;

Sœur, dix-sept ans, bien portante ;

Sœur, morte du croup à trois ans ;

Les trois dernières sont nées du deuxième mari, actuellement bien portant.

L'enfant très amaigrie est faible, dypsnéïque ; toux expiratrice ; présente moins d'élasticité sous le doigt et moins de sonorité à la base du poumon gauche ; en ce point, la respiration s'entend mal ; le diagnostic porté est Broncho-pneumonie gauche au début?

Dans la journée du 9 *Avril*, Mélina est prise de convulsions ; mort le soir, dans des convulsions.

Autopsie.
(résumée)

Thorax. — Lésions ganglionnaires avancées et étendues.

Poumons. — Quelques granulations tuberculeuses disséminées ; un noyau de broncho-pneumonie à la partie postérieure du lobe inférieur du poumon gauche.

Abdomen. — Foie et rate criblés de granulations ; quelques rares granulations disséminées dans les reins.

Encéphale. — Mou, blanc, nacré ; exsudat fibrino-purulent, légèrement verdâtre, le long des sylviennes, entre le chiasma des nerfs optiques et en avant du bulbe : au milieu et aux confins de l'exsudat, granulations tuberculeuses.

Pas d'hydrocéphalie.

OBSERVATION XV

Landouzy (*Rev. de Méd.*, 10 mai 1887).

S... (Jeanne), amenée avec sa mère, salle Valleix, n° 13, le 19 décembre 1886, pour des convulsions ; élevée au sein maternel depuis sa naissance.

Née le 1er avril 1886.

Père, inconnu, bien portant ;

Mère, vingt-deux ans, blanchisseuse, paraissant solide et bien portante.

Frère, mort à trois ans de *méningite.*

Frère, deux ans, bien portant.

S... (Jeanne) est amenée, parce qu'elle a été prise de convulsions. La fièvre continue, le ralentissement, puis l'irrégularité du pouls, le strabisme, la répétition des convulsions, l'inappétence, la torpeur, les vomissements faciles, la constipation opiniâtre font porter le diagnostic méningite tuberculeuse. Le bébé est bel enfant, et au dire de la mère, n'aurait ni pâti, ni maigri dans les derniers temps.

Morte au milieu de convulsions généralisées le 27 *janvier* 1887.

Autopsie.

(29 janvier)

Poumons. — A la partie inférieure du bord postérieur du lobe inférieur, noyau de broncho-pneumonie.

Encéphale. — Exsudats méningés à la base du cerveau et le long de la *faux du cerveau;* exsudat méningé, jaune-verdâtre, épais, à la base, surtout autour du bulbe. Granulations tuberculeuses évidentes. Hydrocéphalie du quatrième ventricule et des ventricules latéraux.

OBSERVATION XVI

LETULLE (in *Bull. de la Soc. anat.*, 1874. t. XIX, p. 557).

Tuberculisation généralisée chez un enfant de cinq mois; méningite et lésion du cerveau.

Henri B..., âgé de *cinq mois et demi*, est admis à l'hôpital temporaire, le 21 juin 1874 (service de M. Damaschino).

Sa *mère*, qui le nourrit depuis sa naissance, est atteinte d'une phthisie pulmonaire avancée : elle tousse depuis longtemps et a eu fréquemment des hémoptysies; son enfant a toujours été très chétif depuis son enfance.

Depuis quelques semaines, toutefois, il a beaucoup maigri et tousse. Enfin, il y a quelques jours, il tenait constamment sa tête dans l'extension forcée, criant beaucoup, quand on voulait la lui redresser.

État actuel.

Enfant chétif, d'une maigreur extrême; chapelet rachitique; abdomen volumineux, extrémités articulaires un peu nouées. L'enfant tient la tête rejetée en arrière, mais on peut vaincre assez facilement cette position, et en soutenant la tête dans la main, on constate qu'il n'y a pas à proprement parler de contracture des muscles de la région cervicale postérieure. La tête est assez volumineuse; la fontanelle antérieure large et bombée, paraît soulevée par la substance cérébrale. Pas de vomissements, ni de strabisme, aucune convulsion. L'enfant tousse un peu, quelques râles humides dans les deux poumons.

23 *juin*. — Même état; pleure et crie toujours; aucun phénomène d'excitation.

25 *juin*. — Convulsions à plusieurs reprises, répétées le lendemain.

27 *juin*. — La contracture des muscles extenseurs de la tête est plus marquée que les jours précédents. Pas de vomissements.

28 *juin*. — Les yeux sont tournés constamment à droite; strabisme, inégalité pupillaire; opisthotonos; contracture des extrémités, doigts dans la flexion; contracture des muscles fléchisseurs des pieds.

Mort le 29.

Autopsie.

(30 juin.)

Cavité crânienne semée de *granulations tuberculeuses* disséminées, surtout nombreuses à droite.

Congestion notable des méninges recouvrant l'hémisphère cérébral droit, plus intense toutefois vers la partie moyenne de cet hémisphère, aussi bien sur la face convexe que dans la scissure interhémisphérique, où l'on trouve un noyau d'hémorrhagie sous-méningée de la largeur d'une pièce de 20 centimes.

Sur les différentes coupes, congestion notable de la couche corticale, surtout du lobe occipital droit. Granulations méningées jusque dans la profondeur des sillons correspondant à l'intervalle des circonvolutions.

Lorsqu'on ouvre les ventricules latéraux, une quantité considérable de liquide jaune citrin s'en échappe. A droite, au niveau de la couche optique, noyau de ramollissement et hémorrhagie capillaire surtout au niveau de la portion intraventriculaire. Le trigone cérébral est ramolli, sans trace de suffusion sanguine.

Moelle et ses enveloppes : rien à noter.

Poumons. — Granulations tuberculeuses disséminées, surtout sous-pleurales.

Cœur. — Deux petites masses tuberculeuses sur l'endocarde.

Foie. — Volumineux, gras ; granulations tuberculeuses très nombreuses.

Rate. — Volumineuse, contient plusieurs masses caséeuses.

Reins. — Granulations tuberculeuses dans l'épaisseur des deux reins.

Ganglions mésentériques caséeux.

OBSERVATION XVII

(Recueillie par M. Potherat, interne du service).

Mil... (Annette), âgée de *treize mois*, entrée le 19 décembre 1887, à l'hôpital Laënnec (service de M. Damaschino, salle Guersant, n° 20).

Le père est assez bien portant; la mère ne paraît pas tuberculeuse, mais son état général est médiocre.

A son entrée, l'enfant respire très difficilement; un peu de fièvre; on trouve dans la fosse sous-épineuse droite un foyer de broncho-pneumonie très net. Vésicatoire, toniques.

Au bout de quelques jours, légère amélioration; nouveau vésicatoire.

Dix jours après, elle a de nouveau toussé; amaigrissement plus marqué, légère fièvre chaque soir : on diagnostique une tuberculose pulmonaire à évolution rapide.

Quelques jours avant sa mort, cette enfant est prise de quelques mouvements convulsifs passagers, et l'on observe un opisthotonos des mieux caractérisé.

Morte le 26 janvier 1888 dans le coma.

Autopsie

(27 janvier)

A l'autopsie on trouve de nombreuses granulations disséminées à la surface des poumons et des plèvres; plusieurs foyers de broncho-pneumonie surtout à droite. Ganglions trachéo-bronchiques énormes, ne comprimant pas d'une manière manifeste la trachée ni les bronches ; le pneumo-gastrique du côté droit est dissocié à leur surface.

Rate. — Nombreuses granulations tuberculeuses sur toute la surface.

Cerveau. — Epanchement intraventiculaire d'environ 80 grammes. Pas d'exsudat; on constate seulement une forte injection des vaisseaux, et quelques granulations grises, demi-transparentes, de la grosseur d'une tête d'épingle, disséminées çà et là, surtout au niveau de la scissure de Sylvius.

Il s'agit ici évidemment d'une méningite tuberculeuse à son début, qui n'a pas eu le temps d'évoluer, les autres lésions viscérales ayant entraîné la mort très rapidement.

IX

CONCLUSIONS

1° L'enfant nouveau-né, jusqu'à l'âge de deux ans, est sujet à la méningite tuberculeuse bien plus souvent qu'on ne le croit d'ordinaire. Nous pensons qu'il faut moins tenir compte de l'opinion jusqu'ici adoptée, d'après laquelle le maximum de fréquence de cette maladie serait à l'âge de 3, 4, 5 et 6 ans. Loin d'être exceptionnelle avant cette époque, elle existe fréquemment, ainsi que l'a démontré M. Damaschino, mais elle passe inaperçue n'étant pas diagnostiquée, étant quelquefois même éliminée systématiquement par des observateurs qui admettent à tort la fréquence de la méningite franche dans le très jeune âge.

2° Les causes sont ici les mêmes que dans la méningite tuberculeuse en général; elles consistent en définitive, dans l'introduction du bacille de Koch dans le sang et sa localisation au niveau des méninges.

3° L'alimentation et aussi la respiration sont habituellement les fonctions qui permettent l'introduction de ce micro-organisme. Dans beaucoup de cas, la tuberculose, d'origine héréditaire, est transmise par les parents à l'embryon.

4° Les symptômes, quoique plus vagues, étant donné l'âge de l'enfant, reproduisent ici à peu près le tableau clinique de la méningite tuberculeuse du sujet plus éloigné de la naissance. Il existe cependant quelques détails cliniques suffisants pour attirer l'attention et faciliter le diagnostic.

5° La marche est ordinairement très rapide ; l'évolution chronique est beaucoup plus rare qu'à l'âge de quatre ou cinq ans.

6° La terminaison est la mort dans tous les cas ; le pronostic est donc des plus grave.

7° Il importe de ne pas confondre la méningite tuberculeuse des enfants à la mamelle avec l'embarras gastrique dû à l'alimentation mauvaise, insuffisante ou trop abondante ou administrée d'une façon non méthodique ; avec la pneumonie lobaire, certains cas de syphilis héréditaire, et surtout l'otite aiguë.

8° Le traitement ne saurait être que préventif, et quand la maladie est confirmée, palliatif. Il n'est guère possible d'espérer un résultat satisfaisant de la médication, surtout quand il s'agit d'enfants qui viennent de naître.

PLANCHE

Exsudat ; grossissement faible.
Leucocytes et fibrine en réseaux.

Même préparation vue à un plus fort grossissement.

A. Réseau de fibrine.
B. Leucocytes.

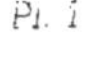

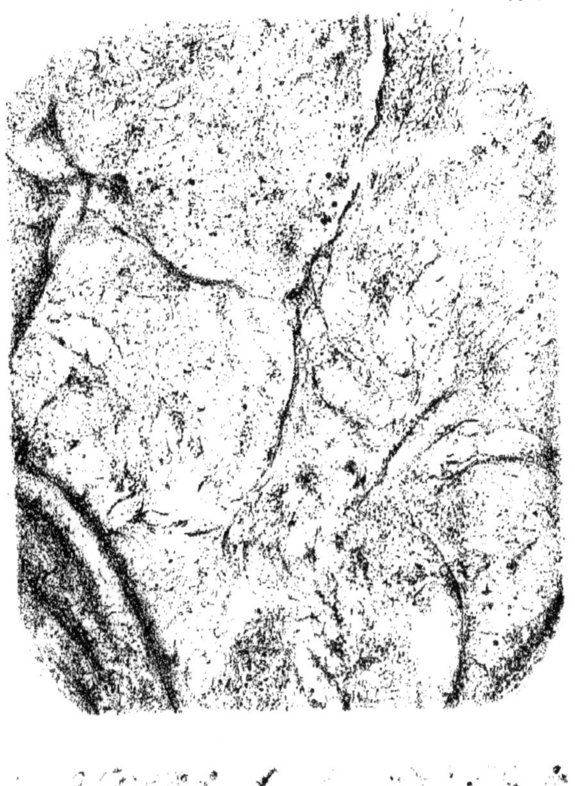

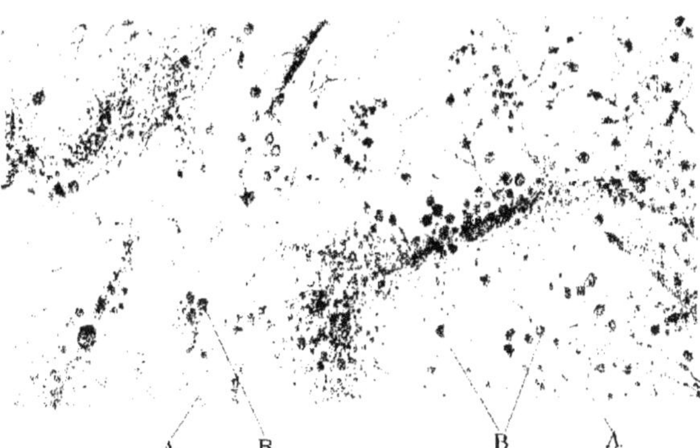

B. BARRAUD Del. & Lith.

Paris. Vadhomain & ...

PLANCHE II

Arachnoïde ; grossissement faible
Granulations tuberculeuses

Pl. 2

R. BARRAUD Del. & Lith. Paris Vaillemard & ses Fils

PLANCHE II

Artère cérébelleuse.
Aspect moliniforme dû aux granulations tuberculeuses.

Même préparation à des grossissements différents.

Pl. 3

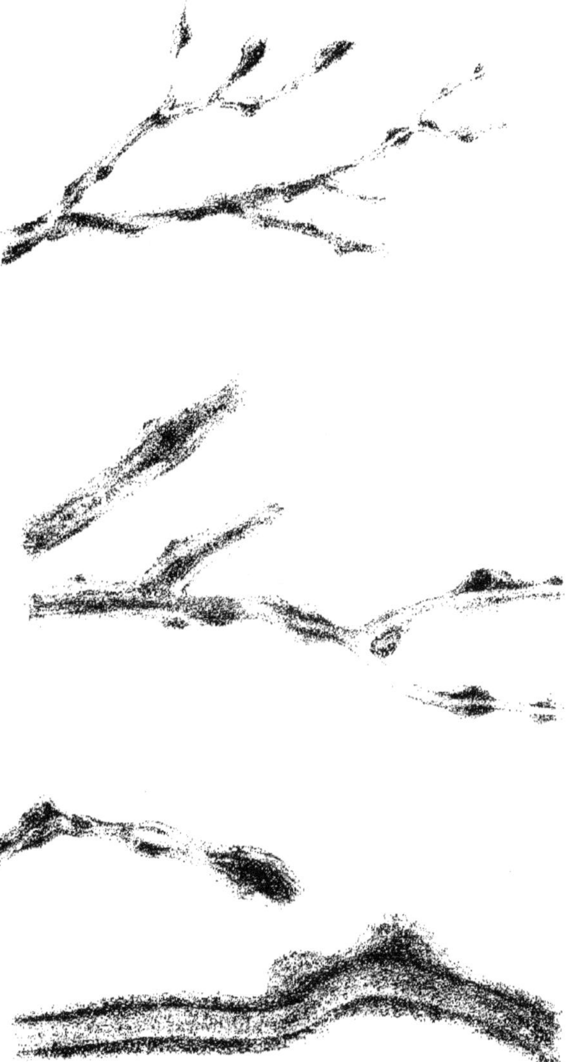

B. BARRAUD. Del. & lith. Paris. Vieillemard & son fils

TABLE DES MATIÈRES

		Pages
Introduction		1
I.	Historique	7
II.	Pathogénie et Étiologie	13
III.	Anatomie pathologique	33
IV.	Symptomatologie	48
V.	Marche, Durée, Terminaison	63
VI.	Diagnostic	65
VII.	Pronostic, Traitement	77
VIII.	Observations	79
IX.	Conclusions	115
Planche I		118
Planche II		120
Planche III		122

Paris. — Imprimerie Vieillemard et ses fils, 97, boulevard Port-Royal.

www.ingramcontent.com/pod-product-compliance
Lightning Source LLC
LaVergne TN
LVHW020024170826
845678LV00001B/106

9782329768991